中医风湿病验案集

贝新法　著

人民卫生出版社
·北京·

图书在版编目（CIP）数据

中医风湿病验案集 / 贝新法著. — 北京：人民卫
生出版社，2023.5（2025.4 重印）

ISBN 978-7-117-34728-0

Ⅰ.①中… Ⅱ.①贝… Ⅲ.①风湿性疾病－中医临床
－经验－中国－现代 Ⅳ.①R259.932.1

中国国家版本馆 CIP 数据核字（2023）第 066155 号

人卫智网	**www.ipmph.com**	医学教育、学术、考试、健康、购书智慧智能综合服务平台
人卫官网	**www.pmph.com**	人卫官方资讯发布平台

中医风湿病验案集
Zhongyi Fengshibing Yan'an Ji

著　　者：贝新法
出版发行：人民卫生出版社（中继线 010-59780011）
地　　址：北京市朝阳区潘家园南里 19 号
邮　　编：100021
E - mail：pmph @ pmph.com
购书热线：010-59787592　010-59787584　010-65264830
印　　刷：北京九州迅驰传媒文化有限公司
经　　销：新华书店
开　　本：710×1000　1/16　印张：9　插页：2
字　　数：125 千字
版　　次：2023 年 5 月第 1 版
印　　次：2025 年 4 月第 4 次印刷
标准书号：ISBN 978-7-117-34728-0
定　　价：49.00 元

打击盗版举报电话：010-59787491　**E-mail：WQ @ pmph.com**
质量问题联系电话：010-59787234　**E-mail：zhiliang @ pmph.com**
数字融合服务电话：4001118166　**E-mail：zengzhi @ pmph.com**

作者
简介

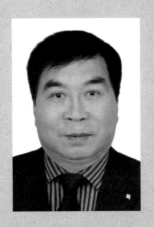

　　贝新法，主任中医师、研究员，义乌市名中医（2005 年获评）、金华市名中医（2010 年获评）、全国农村基层优秀中医（2005 年国家中医药管理局评定），现任义乌新法风湿病医院院长。

　　1959 年 5 月出生于义乌市上溪镇贝家村，自 1973 年 9 月起任贝家村赤脚医生，为解决当时缺医少药状况，遍采民间草药并创建百草园。1975 年 10 月入金华卫生学校学习，1977 年 9 月毕业，分配到溪华医院工作，后任院长。2007 年创办义乌新法风湿病医院。

　　从医 50 年来，积累了丰富的临床经验，尤擅风湿病的中医及中西医结合诊疗，经治患者 100 万人次，在当地有较高知名度。

　　在繁忙工作之余，坚持理论创新。发表文章 30 余篇，其中 10 余篇曾获省、市自然科学优秀论文一、二、三等奖。创立"新法风湿 1～5 号"方剂，获义乌市、金华市科技进步二等奖，1990 年通过专家组鉴定，结论为：处于全国领先水平。自 1992 年起，致力于著书立说，在天津科技翻译出版公司出版图书《风湿四病的中西医治疗》（累计发行 10 万余册），此后陆续在中国中医药出版社、人民卫生出版社出版《有毒中草药的鉴别与中毒救治》《风湿病保健与单验方》《风湿病诊治与单验方》《风

3

湿病中医治疗心法》《中医杂病治疗心法》《中医妇科病治疗心法》等著作，内容精练，切合临床实用，深受读者欢迎。

贝新法热心公益事业，为在当地群众中普及中医药知识，建设了中医古籍展览室（收藏原版古籍 2 000 余册）和中草药标本展览室（药材 3 000 余种）以及中草药苗圃，定期组织学习讲解；并建设健身步道 1.5km，为乡亲康复锻炼提供支持。入选中央电视台"发现·华夏之星"栏目 2019 年度传奇人物，荣获《发现》"弘扬红色精神，传承中医国粹——大国医者"荣誉勋章（全国 100 人获奖）。

序

中医药学是中华民族之优秀民族文化中的瑰宝，为中华民族的繁衍生息做出了重大贡献。毛泽东同志说："中国医药学是一个伟大的宝库，应当努力发掘，加以提高。"贝新法先生从事中医临床工作已有50余年。"熟读王叔和，不如临床多"，他躬身实践，勤于临床。他具有普救含灵之苦仁爱济人之大慈恻隐之心、赤诚好生之德，以心血造福于众多风湿病患者，还热心公益，为家乡父老修造了1.5公里长的健身步道和红豆杉园林等，供村民休闲观赏。

贝新法坚持求实、求效的精神，临床认真、细心，在风湿病中医治疗方面积累了丰富的经验，获得了当地患者的普遍赞扬，在群众中有很高的声誉。《中医风湿病验案集》收录了贝新法近年来治疗风湿病的典型案例，很有特色，尤其是其中药物的用量，值得我们认真研究学习。

贝新法医生是我多年的挚友，我很敬佩和尊重他的人品和医术。我觉得可以从"实践出硕果，勤奋获真知，奋斗克顽痹，仁术得民心"四个方面总结他的奉献精神，并真诚地祝愿他的医术能通过《中医风湿病验案集》一书得到广泛的传播。

全国老中医药专家学术经验继承工作指导老师　胡斌

2022年4月12日

我做医生将近 50 年了，在长期诊疗过程中，记录了很多患者的治疗情况，积累了很多完整的医案，其中风湿病的医案最多。我记录医案，实事求是，真实具体，反映了患者的治疗过程，给他们用的什么药，一次用多少的量，有没有什么副作用，用药后的效果等都是很清楚的。

病案的收集整理，内容要规范，层次要清楚，分析要到位，才能有利于读者的阅读和理解，所以，本书的每个医案都尽可能全地包含主诉、症状、病史、脉象、舌象，实验室检查、影像资料，证候分析、治法、方剂以及治疗效果、治疗前后比较等内容。

在长期的临床实践中，我体会到中药的质量和用量是治疗取得疗效的关键。药的好坏、真假辨别要注意，药物的用量更要用心思量。

有名的中医对中药的运用让人佩服，主要就在药量方面。有的医生用的量比较大，但有些会出现副作用；也有些民间医生，不考虑药量随便给患者开方子，导致医疗事故；还有些医生在临床工作多年，不考虑临床实际需要，仅仅会照着教科书定药量开方子，患者用药后往往没有效果，使病情缠绵。这也说明了临床上药物的用量是很重要的。

我长期在基层医院工作，读书就喜欢实实在在的内容，自己写书的时候，也要求写实实在在的经验和体会。我的一些书，如《风湿病诊治与单验方》《风湿病中医治疗心法》已经印刷近二十次了，许多读者评价说，比较实在，通俗易懂。这一次整理风湿病医案，想在药物用量方面多用一些笔墨，但这方面也比较难写，体重 40kg、60kg、80kg 甚至 100kg 的患者，药量是大不一样的，这一次也真实地反映出来，供大家参考。

在编写过程中，江凤鸣、贝芹、贝涛、叶茂娟、贝余仙等医师给予我大力的支持，还有我带的 20 余名徒弟也提出了不少意见，在此表示感谢。读者在阅读过程中如有疑问欢迎交流，如发现错误，也请不吝赐教。

贝新法

2021 年 12 月

目录

下篇　中医风湿病

上篇
现代风湿病

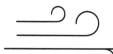

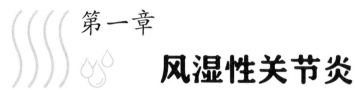

第一章
风湿性关节炎

第一节 概说

风湿性关节炎属变态反应性疾病，是风湿热的主要表现之一。

风湿热是一种与A组β溶血性链球菌感染有关的全身性结缔组织的非化脓炎症性疾病，可累及心脏、血管、关节、中枢神经系统和皮下组织。临床表现主要为关节炎、心脏炎、环形红斑、舞蹈病和皮下结节等。病变可呈急性或慢性反复发作，可遗留心脏瓣膜变形，导致慢性风湿性心瓣膜病。

中医虽无风湿热的病名，但其临床表现在历代医著中有着相似的描述。现代多数医家认为，以关节炎症状为主者归属于中医"风湿热痹""湿热痹""热痹"范畴；以心脏炎症状为主者，则归属"怔忡""心悸""心痹"等病证范畴。

早春及秋冬之际，风邪盛行，乘虚外袭人体，或由于久居潮湿之处、涉水淋雨，邪气注于经络，风寒湿邪，侵袭人体，留于关节，使气血闭阻，寒湿痹日久不愈，邪留经络关节，郁而化热，以致出现关节红肿疼痛、发热等症，而形成热痹。

风湿热缺乏典型和特异的临床表现，症状轻重不一，甚至可无任何症状（即隐匿型）。有近半数患者出现下列临床表现前2～6周会有发热、咽痛、颌下淋巴结肿大、咳嗽等前驱症状。

关节炎是最常见的初发症状，发生率达75%以上。典型的表现是游走性、多发性、对称性关节痛，主要以累及四肢大关节为主，局部可有红、肿、热、痛的炎症表现。急性炎症消退后，大多不遗留关节强直和畸形，但易反复发作。

一般在风湿热的后期出现环形红斑，发生率在 2%~5%。常分布于躯干和四肢近端，呈淡红色环状或半环形边缘略隆起的红晕样皮疹。皮疹不痒不硬，时隐时现，压之褪色，历时可达数日至数月之久。

患者呈不规则的轻度或中度发热，亦有呈弛张热或持续性低热者。此外尚可有腹痛、鼻衄、大量出汗、面色苍白等。

第二节　诊断

中国中西医结合学会风湿类疾病专业委员会制订的诊断标准要点如下。

（1）病前：多有溶血性链球菌感染史。

（2）症状：四肢大关节（腕、肘、肩、踝、膝、髋）游走窜痛或肿痛。

（3）体征：受累关节红、肿、热、痛或肿胀，活动能力受限，部分病例可兼低热、环形或结节性红斑以及心脏病变等。

（4）实验室检查：活动期 ESR 一般多增快，非活动期正常。ASO 在 600 单位以上，白细胞增高。ASO 少于 500 单位者，确认必须有环形红斑或结节性红斑的现象。

（5）X 线检查：受累关节仅见软组织肿胀，无骨质改变。

（6）预后：缓解期或治愈后受累关节不留畸形。

在风湿性关节炎中可参照国际指导风湿病诊断的 Jones 标准：

（1）主要表现：心脏病、多关节炎、舞蹈症、边缘性红斑、皮下结节。

（2）次要表现：发热、关节痛、既往风湿热或风湿性心脏病史。

（3）新近链球菌感染的依据：ASO 或其他链球菌抗体增加、咽部 A

组链球菌培养阳性、新近发生的猩红热。

风湿性关节炎的发病率随着社会的发展和人们预防意识的提高会越来越低。

第三节　医案

医案 1：风湿性关节炎（湿热阻滞）

龚某，男，67 岁，广东人，2015 年 5 月 17 日初诊。

【主诉】关节红肿热痛，反复发作 2 年。

【病史】患者在广东省火车站附近经营饭店，早上比较早就起来做早餐，经常出现咽喉疼痛，有时关节红肿痛，吃止痛药后症状减轻。体温持续偏高，常在 38℃ 左右，怀疑得了风湿病，慕名就诊。

【检查】关节红、肿、热、痛，有沉重感，屈伸不利，步履艰难。发热，口渴不欲饮，烦闷不安，小便黄赤。躯干和四肢近端，见淡红色环状或半环形边缘略隆起的红晕样皮疹。舌质红，苔黄腻，脉滑数。红细胞沉降率 25mm/h，抗 O 300IU/ml，白细胞 10×10^9/L，体温 38℃。

【诊断】风湿性关节炎。

【辨证】湿热阻滞。

【治则】清热解毒利湿，宣痹通络。

【处方】七叶一枝花汤加减：七叶一枝花 18g、白花蛇舌草 15g、金银花 15g、龙胆草 15g、垂盆草 15g、党参 20g、茯苓 20g、白术 20g、甘草 10g、防己 20g、薏苡仁 30g、赤小豆 15g、黄芩 15g、连翘 15g、栀子 15g、苦参 15g、知母 15g、当归 20g。水煎服。

配服水蛭粉，1 天 1 次，1 次 2g；地红霉素，1 天 2 次，1 次 250mg。

服用中药 7 天后，患者感觉到症状消失，体温 37℃ 左右，红细胞沉降率 18mm/h。舌质淡红，苔薄白，脉濡。

按：患者一直做饭店工作，比较辛苦，扁桃体经常感染，引发风湿热，导致风湿性关节炎。关节肿痛，舌红，苔黄腻，脉数，皆为湿热之象。治疗用七叶一枝花汤，主要用七叶一枝花、白花蛇舌草、金银花、龙胆草、垂盆草等五味药清热解毒；还用防己苦寒降泄，利水清热，味辛能散，兼可祛风，更善泄下焦血分湿热，有祛风胜湿通络止痛作用；苦参清热利湿；黄芩、连翘、栀子、知母清泄郁热；薏苡仁、党参等健脾利湿，水湿利去。7天后临床症状明显好转。

七叶一枝花汤加减方法：高热口渴，汗出烦闷，脉数者，加生地黄、寒水石，并重用知母、栀子清泄里热；壮热不退，大便秘结者，加大黄、芒硝通腑泄热；关节肌肉拘挛疼痛者，加忍冬藤、络石藤、豨莶草、威灵仙祛风除湿，通络止痛；皮肤出现红斑者，加生地黄、赤芍、牡丹皮、丹参清热凉血；痛甚者，加海桐皮、姜黄、地龙通络止痛。

医案 2：风湿性关节炎（水湿壅滞）

方某，女，69岁，浙江东阳人，2020年12月5日初诊。

【主诉】关节肿痛经常发作一年多。

【病史】曾有关节肿痛，在当地医院怀疑为类风湿性关节炎。服用中药未见好转，并且膝关节、手指关节开始肿胀，一天比一天严重，慕名来我这里治病。

【检查】关节红、肿、热、痛，肿胀明显，指下压痕深达1cm，屈伸不利，有沉重感，伴有发热，口渴不想喝水，烦闷不安，小便黄赤，皮下见红斑结节，步履艰难。舌质淡，苔黄腻，脉濡数。红细胞沉降率95mm/h，抗O 300IU/ml，白细胞 12×10^9/L，心率120次/min。

【诊断】风湿性关节炎。

【辨证】水湿壅滞，蕴而化热。

【治则】清利水湿，清热解毒。

【处方】泻水泻湿方加减：防己20g、薏苡仁30g、茯苓20g、赤小豆 15g、栀子 15g、七叶一枝花 18g、白花蛇舌草 15g、金银花 15g、龙胆草 15g、垂盆草 15g、党参 20g、白术 20g、甘草 10g、黄芩 15g、连翘 15g、苦参 15g、知母 15g、当归 20g。水煎服，早晚各一次。

配服水蛭粉，1 天 1 次，1 次 2g；地红霉素，1 天 2 次，1 次 250mg；参苓白术散，1 天 2 次，1 次 12g。

按：我当初见到这位患者的时候，印象最深刻的是肿胀的表现，四肢关节、眼睑、颈部肿得很厉害，亮晶晶的，好像半透明的。我当时跟患者说："您体内多余的水分起码有 10 公斤。"在服药的过程中，小便次数增多，肿胀逐渐消退。处方中的防己、薏苡仁、茯苓、赤小豆、栀子都是用来利湿的。还用了七叶一枝花等五味药，用现代医学的观点来看，有消炎的作用，黄芩、连翘、苦参、知母等药物苦寒降泄，利水清热，用量也比较大。

泻水泻湿方加减法：壮热不退，大便秘结者，加大黄、芒硝通腑泄热；关节肌肉拘挛疼痛者，加忍冬藤、络石藤、豨莶草、威灵仙祛风除湿，通络止痛；皮肤出现红斑，加生地黄、赤芍、牡丹皮、丹参清热凉血。

医案 3：风湿性关节炎（湿热壅滞）

刘某，女，16 岁，学生，浙江武义人，2020 年 7 月 2 日初诊。

【主诉】全身关节红、肿、痛半个多月，伴有发热 1 个月。

【病史】于 2019 年 7 月 20 日，无明显诱因出现双指肿、痛，发热，体温在 38℃左右，平时经常有感冒样症状，咽喉部疼痛的时候病情加重，平时有红细胞沉降率增高、白细胞计数升高的现象。曾服用激素及解热镇痛药，未见好转，并逐渐发展至肩、腕、踝、膝关节肿胀，双指关节及腕关节变形，步履艰难。

【检查】体温 37.5℃，手指、膝关节处灼热、肿胀，神疲乏力，舌质黯，苔薄黄，脉数。红细胞沉降率 44mm/h，类风湿因子弱阳性，抗 O > 600IU/ml。

【**诊断**】风湿性关节炎。

【**辨证**】湿热壅滞。

【**治则**】清热利湿，搜风通络，消肿止痛。

【**处方**】清利搜通汤加减：茵陈20g、滑石20g、薏苡仁30g、防己20g、猪苓30g、防风15g、老鹳草20g、蜂房15g、蜈蚣1条、全蝎3g、僵蚕12g。10剂，每日1剂，水煎服。

配用：头孢拉定静脉滴注（连续5天）；地红霉素口服。

经上方治疗后，关节肿痛好转，体温及白细胞计数下降至正常，舌质淡红，苔薄白，脉平，红细胞沉降率28mm/h。继前方服中药30剂后，关节肿胀、疼痛、灼热消除。为巩固治疗，去蜈蚣、全蝎、僵蚕，加党参、白芍、白术，继服90余剂。查红细胞沉降率22mm/h，恢复正常生活。停药半年随访，病情稳定。

按：湿为阴邪，黏腻重浊，与他邪结合流注关节肌肉筋脉，危害甚深。临床上湿与热相搏，一阴一阳，难解难分，累及筋骨，则病程较长，缠绵难愈。清热利湿、搜风通络之清利搜通之法，切合病机。方中的茵陈、滑石、薏苡仁、防己、猪苓清热利湿；防风、老鹳草、蜂房祛风除湿；蜈蚣、全蝎、僵蚕搜风通络。到湿热清，邪气除去后，去蜈蚣、全蝎、僵蚕，加党参、白芍、白术来调理人体的脾胃功能，风湿性关节炎经这样治疗会达到目的。

清利搜通汤加减法：热重者加蒲公英30g、知母20g；痛甚者加秦艽20g、羌活20g、延胡索20g；气虚者加黄芪30g、党参20g；胃脘不适者减老鹳草，加半夏10g；月经减少或闭经者加泽兰叶15g、当归20g。我用这个方子的时候，药物的剂量还是比较大的，这是我的经验，同道们可以斟酌参考。

医案4：风湿性关节炎（风湿流注）

曹某，女，37岁，农民，浙江金华人，2020年3月21日初诊。

【**主诉**】双侧上肢及下肢麻木疼痛，约 1 周，眼睛发红 3 天。

【**病史**】患者于 2020 年 3 月初感冒，咳嗽，关节疼痛，步行困难，经中西医治疗也未见明显好转。迁延数天后目赤，头昏，视物模糊不清，遂来求治。

【**检查**】面色苍白，唇干，眼部外无异常，畏光、流泪，见睫状体明显充血，角膜放大镜可见前房渗出物。舌质红绛，舌苔干厚，脉沉细滑。皮肤及四肢未见红斑。C- 反应蛋白 47mg/L，红细胞沉降率 120mm/h。

【**诊断**】风湿性关节炎、虹膜睫状体炎。

【**辨证**】风湿流注，脉络不通。

【**治则**】祛风利湿，活血通络。

【**处方**】新法风湿 5 号方加减：青藤根 30g、闹羊花根 15g、云实根 30g、雷公藤根 15g、桂枝 10g、防己 15g、桑寄生 20g、威灵仙 15g、淫羊藿 15g、泽泻 15g、川牛膝 20g、菟丝子 15g、天荞麦 15g、知母 15g、红豆杉 12g、白花蛇舌草 12g。5 剂，水煎服。

配用：头孢拉定、甲磺酸培氟沙星、双氯芬酸钠缓释胶囊，局部眼睛点氯霉素及醋酸可的松眼药水。

服药后，症状未见好转，大便偏干难解，加大黄 10g，3 剂。

服后大便次数增加，每天 2 次，3 天后，关节肌肉疼痛减轻，能自由行走。

以上方为主加减，再服药 60 剂，患者痊愈出院。

按：我在临床中总结出来一些方子，新法风湿 5 号方就是常用的方子之一。方中的青藤根、闹羊花根、云实根、雷公藤根、天荞麦、红豆杉、白花蛇舌草等都是治疗风湿的有效药物。1990 年 12 月在金华市科委的指导下，我们邀请省、市专家来鉴定，专家们的结论是，就全国来说这个方子的疗效也是属于前列的。

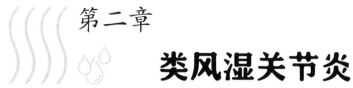

第二章
类风湿关节炎

第一节　概说

　　类风湿关节炎是一种以对称性多关节炎为主要临床表现的自身免疫性疾病，以关节滑膜慢性炎症、关节的进行性破坏为特征。基本病理改变为慢性滑膜炎和血管翳，关节外表现则多与血管炎有关，其中慢性滑膜炎多侵及下层的软骨和骨，造成关节破坏。类风湿关节炎在各年龄中皆可发病，成年后多发于中年女性，尤以 25～50 岁为本病的好发年龄。

　　本病临床表现可分为关节表现和关节外表现。

　　关节表现主要有：

　　①晨僵：病变关节或周围软组织在夜间静止不动后出现较长时间的僵硬，活动后减轻，持续时间几分钟或几十分钟或数小时，时间长短与风湿活动成正比；②关节疼痛：关节疼痛往往是最早的关节症状，最常出现的部位为腕、掌指关节、近端指间关节，其次是趾、膝、踝等关节，多呈对称性，疼痛关节往往伴有压痛；③关节肿胀：凡受累关节均可肿，多因关节腔滑膜炎症或周围软组织炎症引起，最常出现的部位为腕、掌指关节、近端指间关节、膝、踝等关节，亦多呈对称性；④关节畸形：多见于较晚期患者，因关节软骨或软骨下骨质结构被破坏造成关节纤维性或骨性强直，又因关节周围的肌腱、韧带受损，使关节不能保持在正常位置，出现手指关节的半脱位，如尺侧偏斜、"天鹅颈"畸形、"纽扣花"畸形等。X 线检查，早期为关节周围软组织肿胀，关节附近轻

度骨质疏松，继之出现关节间隙狭窄，关节破坏，关节畸形。

关节外表现主要有：

①一般症状：于病情活动期常伴有低热、乏力、全身不适、体重下降等全身症状；②类风湿结节：是本病特征性的皮肤表现，是类风湿关节炎活动的标志，多位于关节隆突部及受压部位的皮下；③类风湿血管炎：可出现在患者的任何系统，如在眼造成巩膜炎，下肢血管炎表现如小腿红肿热痛，甚至小腿溃疡等；④多系统损害症状：在肺可见肺间质病变，晚期可出现肺间质纤维化。另外，还可出现肺内类风湿结节的表现；在肾可出现肾小球肾炎、肾病综合征的临床表现；影响血液系统，可出现小细胞低色素性贫血，还有缺铁性贫血、溶血性贫血等；影响神经系统，可见多发性周围神经病等。

本病属中医"痹证""历节""风湿""鹤膝风"等病证范畴。著名中医焦树德把痹病中表现为久治不愈，发生关节肿大、僵硬、畸形，骨质改变，肢体不能屈伸等症状者，称为"尪痹"。中医认为正气虚弱是本病发病的内在因素。凡禀赋不足、劳逸失度、情志饮食所伤等都极易招致外邪侵袭。感受风寒湿热之邪，是本病发病的外在因素。本病的基本病变是经络、肌肤、筋骨甚则脏腑气血闭阻，失于濡养。病位一般初起在肢体皮肉经络，病久则深入筋骨，甚则客舍脏腑。病情初起常以邪实为主，但本虚标实亦属常见；久病则正虚邪恋，或湿热留着，痰瘀交阻，虚实夹杂，或寒热夹杂。

在治疗上以"祛邪""宣通""清热"为其共同治法，宗寒者热之，热者清之，虚者补之的原则，使气血流通，营卫复常，顽痹可逐渐痊愈。

第二节 诊断

目前采用的诊断标准是 1987 年美国风湿病学会修订分类标准：①晨

僵至少持续 1 小时；②3 个或 3 个以上关节区的关节炎（双侧近端指间关节、掌指关节、腕、肘、膝、踝关节和跖趾关节）；③腕、掌指关节或近端指间关节至少 1 个关节肿胀；④对称性关节炎；⑤皮下类风湿结节；⑥类风湿因子阳性（效价≥1∶32）；⑦手 X 线片改变，腕及手指的典型性改变为骨质疏松或骨侵蚀改变。

上述 7 项中满足 4 项或 4 项以上即可诊断为类风湿关节炎，其中 1～4 项至少持续 6 周。诊断时要注意不能只根据手指或其他关节的疼痛就诊断为类风湿关节炎。本病是一滑膜炎，因此多表现为持续性关节肿胀，以近端手指关节的梭形肿胀为特征。

第三节　医案

我治疗类风湿关节炎靠的是中医辨证论治，最常用的药是植物类中药，很少用动物药，还常利用新鲜中草药制成的外敷药来治疗这个病，效果很好，也算是我治疗的一个特色。运用纯中药常常可以使关节疼痛减轻，肿胀消退，畸形好转，功能恢复，红细胞沉降率、抗 O、类风湿因子、C 反应蛋白等下降。一些中成药，如六味地黄丸、白芍总苷胶囊、尪痹片、益肾蠲痹丸等也是我经常用的。必要的时候，我也给患者用一些西药。

医案 1：类风湿关节炎（寒热错杂）

贝某，男，66 岁，山东省青岛市人，2015 年 9 月 1 日初诊。

【主诉】肢体肌肉关节红肿热痛，走路时有疼痛，遇风遇寒时疼痛加剧 3 年。

【病史】3 年来患者感觉有肌肉、关节肿痛，局部冷痛，有时关节发热，在当地医院治疗收效不显。

【检查】关节红、肿、热、痛，屈伸不利，得温则舒，部分僵硬强直、变形。皮肤见红斑，四肢末梢遇寒则厥冷变色。身热不扬，时有发热畏寒，欲盖衣被。舌红，苔白，脉弦数。红细胞沉降率 105mm/h，白细胞 10.5×10^9/L，类风湿因子 150IU/ml。

【诊断】类风湿关节炎。

【辨证】寒热错杂，阴虚内热。

【治则】温经散寒，清热除湿止痛。

【处方】党参 20g、白术 20g、白芍 20g、生甘草 10g、补骨脂 20g、菟丝子 15g、巴戟天 15g、肉苁蓉 15g、川牛膝 15g、黄芪 30g、生地黄 30g、丹参 20g、当归 20g、七叶一枝花 15g、白花蛇舌草 15g、金银花 15g、龙胆草 15g、垂盆草 15g、延胡索 20g、制草乌（先煎）15g、水蛭粉 2g（冲服）。10 剂水煎服，早晚各 1 次。

配服甲氨蝶呤片，隔日 1 次，1 次 5mg。

后续治疗药物在首诊方基础上进行加减：阴虚内热者，加地骨皮养阴清热；胃纳较差者，加鸡内金、陈皮、神曲消食健胃。

按：患者刚到我院时，因为关节肿痛严重，走路困难，我们对患者进行了关节积液抽取。中药治疗跟进一周后，肿痛明显好转，可以自由步行。处方里面我用了七叶一枝花、白花蛇舌草、金银花、龙胆草，剂量算是比较大的，后来剂量有调整，趋势是适量增加。水蛭坚持使用，治疗结束时，水蛭粉用了 30 天，患者的红细胞沉降率从 105mm/h 降到 30mm/h，效果较好。

医案 2：类风湿关节炎（热毒炽盛）

丁某，男，53 岁，贵州遵义人，2016 年 11 月 5 日初诊。

【主诉】关节肿痛，每天晨僵约 2 小时，持续时间 1 年 3 个月。

【病史】患者关节疼痛，每天晨僵大约 2 小时，手指关节肿胀呈梭形，有压痛。膝关节肿，压痛明显，下蹲困难。服用甲氨蝶呤、金制剂已逾 6 个月，并长期服用止痛药物，无明显效果。

【检查】膝关节、手指关节赤肿焮热，疼痛剧烈，痛不可触，得冷则舒，患者下蹲活动困难，见皮下结节，关节肿胀有波动感。面赤咽痛，溲赤便秘，甚则神昏、谵语。舌红，苔黄，脉滑数。类风湿因子阳性，红细胞沉降率 95mm/h、抗 O 235IU/ml、白细胞 11×10^9/L，尿常规有微量蛋白。X 线示：膝关节、手指关节可见积液。

【诊断】类风湿关节炎。

【辨证】热毒炽盛，血脉壅滞。

【治则】清热解毒，凉血通络。

【处方】补骨脂 20g、菟丝子 15g、巴戟天 15g、肉苁蓉 15g、川牛膝 15g、黄芪 30g、生地黄 30g、丹参 20g、当归 20g、党参 20g、茯苓 20g、白术 20g、甘草 10g、七叶一枝花 15g、白花蛇舌草 15g、金银花 15g、龙胆草 15g、垂盆草 15g、延胡索 20g、制草乌 15g。水煎服。

配服甲氨蝶呤片，隔日 1 次，1 次 5mg；水蛭粉，1 天 1 次，1 次 2g；参苓白术散，1 天 2 次，1 次 6g。

后续治疗药物在首诊方基础上进行加减：热毒伤津明显，加石斛、玄参；夹湿，加萆薢、晚蚕沙；大便干结，加大黄；痛剧，加乳香、没药及虫类搜剔通络之品。

按：患者膝关节肿胀情况比较严重，我们对患者进行了关节积液抽取，并用自制的新鲜中草药膏药贴敷患处。在内服中药方面，有三点想在这里强调一下。①坚持用参苓白术散化湿利水；②用补骨脂、菟丝子、巴戟天、肉苁蓉以补肾，肾主骨，这些药可以用来防止关节畸形；③七叶一枝花、白花蛇舌草、垂盆草、龙胆草等清热解毒药物一直保持比较大的用量。随着治疗的深入，患者情况逐渐好转，关节肿痛渐渐消失，红细胞沉降率降到 28mm/h、抗 O 降到 196IU/ml，已能自由活动。我很想再写一本关于药量的书，我在临床中体会到，药物运用如果达不到一定的量，治疗疾病就很难收到效果。另外，根据病情的需要，我还应用了西药，如头孢曲松钠、塞来昔布。

医案 3：类风湿关节炎（痰浊闭阻）

丁某，女，42 岁，吉林松原人，2020 年 4 月 1 日初诊。

【主诉】关节肿胀、疼痛、压痛、僵硬、晨僵 1 年余。

【病史】患者为当地农民，从事田间劳作比较辛苦，一年多来，出现关节肿痛、压痛，晨僵持续时间 2 小时左右，严重时影响行走。曾去当地医院治疗，关节肿胀消退，有一定效果，但经常反复。慕名来我这里就诊。月经正常，育有一女。

【检查】关节肿胀、疼痛、压痛，皮下见痰核结节。头晕目眩，头重如裹，胸脘满闷，纳呆恶心，泛吐痰涎，眼睑浮肿；舌胖质黯，苔白腻，脉沉弦滑。红细胞沉降率 115mm/h，类风湿因子阳性，抗 O 300IU/ml，白细胞 10×10^9/L。X 线示：关节面模糊，关节腔肿胀有积液。

【诊断】类风湿关节炎。

【辨证】痰浊闭阻，脉络不通。

【治则】化痰行气，通络蠲痹，通脉活络。

【处方】半夏 10g、白术 20g、茯苓 20g、橘红 20g、白芥子 20g、生麻黄 15g、鹿角胶 10g、熟地黄 30g、炮姜 15g、生甘草 10g、大枣 12g。水煎服，早晚各一次。

后续治疗药物在首诊方基础上进行加减：肢体困倦自汗，加黄芪益气消肿；纳差，加陈皮、木香健脾理气；关节局部结节明显，重用白芥子，加胆南星、枳实化痰散结；胸闷，加瓜蒌、桂枝化痰宽胸，通阳利气。关节肿胀甚者，加薏苡仁、萆薢利湿消肿。

按：半夏性温，味辛，有毒，具有燥湿化痰、和胃止呕、消肿散结等功效，外用还可消痈疽肿毒。我在 1971 年的时候，也经常去采半夏，野生药物效果还是值得期待的。痰浊为水湿津液停聚而成，痰浊流注关节，则关节肿胀；闭阻经络则见肢体顽麻疼痛；痰浊上扰，清阳被蒙，则头晕目眩，头重如裹；痰浊游溢于肌肤，则见结节。舌胖黯，苔白腻，脉弦滑皆为痰浊内蕴之象。方中半夏燥湿化痰，白术、茯苓、橘红、白芥子化痰通络是主药；生麻黄、鹿角胶、炮姜、熟地黄散寒助阳，生精养血，辅佐药；生甘草、大枣和胃，为使药。诸药合用，有标本兼顾、化痰行气、通络蠲痹之功。在治疗过程中，我还根据红细胞沉降率等指标，加用七叶一枝花、白花蛇舌草、垂盆草、金银花、龙胆草5味清热的药物。此外，外敷药物也一直在应用。

医案 4：类风湿关节炎（风寒内侵）

王某，男，28 岁，温州市人，2020 年 7 月 19 日初诊。

【主诉】右手无名指肿痛、晨僵不利 6 个月。

【病史】6 个月前，患者右手无名指肿痛、晨僵，渐见右肩关节疼痛，抬举困难，活动障碍，经西药治疗数月未见好转。既往经常接触冷水，胃纳欠佳，腰痛腿酸。

【检查】面色少华，肩关节压痛、前后伸屈不利、活动减少，膝关节下蹲困难，右侧无名指畸形。舌淡，苔白腻，脉细。类风湿因子阳性，抗 O 432IU/ml，红细胞沉降率 54mm/h，其余指标均正常。

【诊断】类风湿关节炎。

【辨证】风寒内侵，流注关节，血气凝结。

【治则】温阳开痹，祛风散寒，健脾化湿。

【处方】痹痛消肿汤加减：桂枝 15g、香附片 12g、鸡血藤 20g、黄芪 30g、威灵仙 20g、麻黄 15g、制附子 15g、防风 15g、白芍 20g、熟地黄 30g、甘草 10g、杜仲 15g、白术 20g。10 剂。水煎服。

配服来氟米特片，1 天 2 次，1 次 20mg。并取二煎后药渣再煎熏洗手足疼痛关节，每日 1 次，每次熏洗 40 分钟。

后续治疗药物在首诊方基础上进行加减：关节冷痛较重，痛处固定可加制川乌 15g；湿盛痰多加茯苓 30g、制南星 10g、薏苡仁 30g；瘀血征象明显，去白芍，加赤芍 20g、当归 20g、川芎 15g；腰膝疼痛较重，加狗脊 30g、巴戟天 15g；阴虚火旺口干咽燥，去麻黄、制附子，加生地黄、玄参、玉竹。

服药后疼痛缓解，肩关节活动度较大。继服 30 剂，关节疼痛基本缓解，肿胀消退，关节功能正常。类风湿因子弱阳性，红细胞沉降率 26mm/h。基本痊愈。建议继服中药 90 剂，巩固治疗，2 年后随访未见明显反复。

按：方中的麻黄、桂枝通腠散寒，温阳开痹；制附子温经助阳，散寒止痛；桂枝、麻黄、制附子合用，可通彻表里，贯穿上下，煦气以行，阴凝舒散，有如"离照当空，阴霾自散"。白芍缓急舒筋，可敛桂枝、制附子之迅猛，使阳气于肢节间缓缓宣泄，以潜移默化之功而尽去其痹。黄芪温分肉、实腠理，益气固表；白术健脾化湿，护胃益气；防风、威灵仙舒肝脾祛风，四药合用，更有益气固卫的作用。鸡血藤、香附活血通络止痛。黄芪、熟地黄益气补肾。甘草调中和胃。温补肾中，标本兼固，使邪去而正不伤，药力深入。

第三章

强直性脊柱炎

第一节　概说

　　强直性脊柱炎是一种原因不明的以慢性炎症为主的全身性疾病，多发于青年男性。病变自骶髂关节、髋关节、椎间盘纤维环附近韧带钙化，向上蔓延至脊柱，形成骨强直。一般认为与遗传、感染、环境等因素有关。我国强直性脊柱炎的患病率为 0.3% 左右。

　　强直性脊柱炎属于中医"痹病"范畴，古人称之为"龟背风""竹节风""骨痹""肾痹"。现代著名老中医焦树德教授提出用中医的病名"大偻"来指代强直性脊柱炎，已得到中医界的普遍认同。

　　本病可起于先天禀赋不足或后天调摄失调，房室不节，惊恐，郁怒，或病后失于调养，遂致肾督阳气不足，复因风寒湿三邪（尤其是寒湿偏盛）深侵肾督，内外合邪，深入骨骱、脊柱。病久肝肾精血亏虚，使筋挛骨弱而邪留不去，渐致痰浊瘀血胶结而成。

　　本病在初期：厌食、低热、乏力、消瘦、贫血，腰酸、腰痛或不适，早起觉腰部僵硬，活动后可以缓解；肌腱、韧带骨附着点炎症，脚跟或膝关节肿痛，疼痛至腰底开始局部向上发展至腰颈椎；晚期患者活动受限、头向前俯、胸廓变平、腹部突出，最后脊柱各方向活动完全受限。化验检查：类风湿因子阴性或弱阳性，组织相容性抗原 HLA-B27 阳性，部分患者有免疫球蛋白、C 反应蛋白、红细胞沉降率增高。X 线：早期为双骶髂关节增宽，边缘模糊呈锯齿状；晚期见关节间隙消失，椎旁韧带钙化，呈竹节状，骨质疏松，外周关节受累。CT 检查可见关节间隙局灶性狭窄，软骨下侵蚀；通常可以做骨盆分离试验，患者仰卧，医生双手按骶髂脊，将两侧骶髂尽力向后外侧压，骶髂关节出现疼痛者为阳性，说明骶髂关节有炎症。

该病除关节、韧带、肌腱、附着点炎症外，还可出现其他脏器的改变，如急性前葡萄膜炎、虹睫炎、心血管炎、肺部纤维化、骨质疏松、肾脏损坏等，在诊疗过程中应考虑这些因素的存在。

中医在强直性脊柱炎的治疗中发挥了很重要的作用，我常用补肝肾、温阳止痛、清热解毒的中药来治疗，同时注意中医的康复手段以及针灸外治等方法的配合应用，收到了比较好的效果。

第二节　诊断

目前多采用 1984 年修订的纽约标准。

1. 临床诊断标准　①腰痛、僵硬 3 个月以上，活动改善，休息无改善；②腰椎额状面和矢状面活动受限；③胸廓活动度低于相应年龄、性别的正常人。

2. 放射学诊断标准　X 线诊断分级。

0 级：正常。

1 级：可疑变化。

2 级：轻度异常，可见局限性侵犯、硬化，但关节间隙无改变。

3 级：明显异常，为中度或进展性骶髂关节炎改变，伴有以下 1 项或 1 项以上改变，如侵蚀、硬化，关节间隙增宽，或狭窄，或部分强直。

4 级：严重异常，完全性关节强直。

双侧骶髂关节 X 线表现 ≥ 2 级或单侧 3～4 级，符合 AS 的 X 线诊断标准。

注：骶髂关节炎 CT 分级参考上述分级标准。

3. 诊断分级

（1）肯定强直性脊柱炎：符合放射学诊断标准和 1 项以上临床诊断标准。

（2）可能强直性脊柱炎：①符合 3 项临床诊断标准；②符合放射学诊断标准而不伴有任何临床诊断标准（应除外其他原因所致的骶髂关节改变）。

强直性脊柱炎的诊断根据它的诊断标准和它的临床表现，一般是没有什么问题的。根据我们的临床经验，大多数强直性脊柱炎发病年龄比较轻，以男性为主，疼痛明显，有 "4" 字试验阳性，HLA-B27 阳性，红细胞沉降率增高，类风湿因子弱阳性，腰部晨僵，膝关节肿胀、疼痛，多数有积液，用中药能达到很明显的治疗效果，患者日常生活不受任何影响，在这方面，我这里也有很多病例。也有一部分病程比较长久，难以治愈。还有一部分脊柱、骨盆、骶髂关节融合在一起，有腰僵、胀痛并呈上行性发展，活动受限，这类患者经治疗后能缓解控制，达到稳定的目的。红细胞沉降率在该病例当中也很重要，红细胞沉降率指标不降，症状始终不能得到很好改善。

第三节　医案

医案 1：强直性脊柱炎（肾虚寒凝）

陈某，女，61 岁，义乌市义亭人，2021 年 3 月 17 日初诊。

【主诉】髋关节疼痛、僵硬，疼痛继续向上发展 5 年多，在医院检查，红细胞沉降率增高。

【病史】5 年来患者腰僵、腰胀，局部疼痛，向腰椎发展，红细胞沉降率升高，红细胞沉降率 80mm/h 左右，X 线示：骶髂关节有磨损，当地医院诊断为强直性脊柱炎。中西医治疗未见好转。

【检查】髋部无明显肿胀，左下肢无明显屈曲、外旋畸形，左侧股四头肌轻度肌萎缩。左腹股沟处轻压痛，左髋关节被动活动疼痛，髋关节活动受限，屈曲、后伸、外旋、外展受限。有腰僵、腰胀、腰强直、疼痛。髋关节 X 线示：左股骨头坏死，髋关节骨膜损坏。脉浮，舌苔较白偏厚。白细胞 8.5×10^9/L、血红蛋白 100g/L、C 反应蛋白 35mg/L、红细胞沉降率 45mm/h、HLA-B27 阳性。

【诊断】强直性脊柱炎。

【辨证】风湿闭阻，肾虚寒凝。

【治则】祛风除湿，益肾散寒。

【处方】补肾祛寒方加减：续断 20g、补骨脂 20g、淫羊藿 20g、炙穿山甲 5g、独活 20g、桂枝 20g、制附片 18g、白芍药 20g、牛膝 20g、苍术 20g、威灵仙 20g、骨碎补 20g、知母 20g、防风 15g、伸筋草 20g、熟地黄 20g、麻黄 15g、松节 15g、寻骨风 20g、延胡索 30g、水蛭粉 2g（冲服）。10 剂，水煎服，每日 1 剂。

配用：地红霉素、柳氮磺吡啶片、双氯芬酸钠栓。

以上方为主，服药 20 剂，曾据症加丹参、当归活血化瘀，加忍冬藤、白花蛇舌草、七叶一枝花、金银花清热解毒，加生地黄滋阴补肾。西药也一直坚持使用。经治疗，患者症状明显好转。

按：补肾祛寒方的组成主要有续断、补骨脂、淫羊藿、炙穿山甲、独活、桂枝、制附片、白芍药、牛膝、苍术、威灵仙、骨碎补、知母、防风、伸筋草、熟地黄、麻黄、松节、寻骨风、延胡索。本方有温补肾阳之功。

本方主要加减法：脊背强直，关节伸屈不利者，去松节，加狗脊、鹿角胶、羌活等以利关节。痰瘀互结，兼见关节漫肿日久，僵硬变形，痛处固定，痛如锥刺，舌质紫暗，苔白腻者，加血竭、乳香、没药、苏木、红花、白芥子，并吞服小活络丹以活血祛瘀。

医案 2：强直性脊柱炎（肾虚邪滞）

毛某，男，42 岁，浙江宁波人，2020 年 12 月 19 日初诊。

【主诉】左髋疼痛伴活动障碍。

【病史】患者在 2000 年在宁波某医院诊断为强直性脊柱炎，接受常规中药西药治疗，并应用注射用重组人 II 型肿瘤坏死因子受体抗体融合蛋白，但病情未见好转，并于 2019 年 10 月行"左髋关节置换术"。现慕名来诊。

【检查】左髋关节被动活动疼痛，髋关节活动受限，有腰僵、腰胀、腰强直疼痛。脉浮，舌苔较白偏厚。髋关节 X 线示：左股骨头坏死。白细胞 12.8×10^9/L，血红蛋白 124g/L，C 反应蛋白 45.1mg/L，抗 O 62IU/ml，红细胞沉降率 43mm/h，HLA-B27 阳性。

【诊断】强直性脊柱炎。

【辨证】肾虚邪滞。

【治则】补肾祛风，清热解毒。

【处方】补骨脂 15g、菟丝子 15g、肉苁蓉 15g、狗脊 30g、川牛膝 20g、杜仲 12g、制附子 10g、黄芪 30g、生地黄 30g、丹参 20g、当归 20g、白花蛇舌草 15g、七叶一枝花 12g、金银花 15g、鸡内金 20g、延胡索 30g、黄芩 15g、黄柏 15g、山楂 20g、水蛭粉 2g（冲服）。水煎服，10 剂。

配用：地红霉素、柳氮磺吡啶片、双氯芬酸钠栓。

后以上方为主，并随症加减，关节疼痛剧烈明显者可加细辛 10g、紫花地丁 20g；阴虚低热、盗汗、舌红少苔者可用生地黄至 60g，石斛 15g；偏阳虚形寒肢冷者加桂枝 10g，制附子用至 12g；腰部僵硬明显者加夏枯草 15g、穿山甲 15g。

按：患者劳作比较辛苦，病情缠绵。方中的补骨脂、菟丝子、肉苁蓉、川牛膝、杜仲温补肾阳，调理先天之不足；丹参、当归能活血化瘀，补肝肾二经，生血填精；制附子性温有温肾温阳的作用，协助以上中药来温补肾阳；忍冬藤、白花蛇舌草、七叶一枝花、金银花清热解毒，这五味中药也是使用比较多的，有些用的时间比较长，用了该药炎症消除得到好转；生地黄滋阴泻火。配合用柳氮磺吡啶、地红霉素、双氯芬酸钠栓，有抗炎、镇痛作用。

医案 3：强直性脊柱炎（肝肾阴虚）

方某，男，19 岁，学生，浙江金华人，2020 年 6 月 17 日初诊。

【主诉】腰痛、僵硬、强直约 3 年。

【病史】暑假中经常在野外河湖中游泳，腰部出现疼痛、僵硬的症状，并逐渐加重。去年 9 月，腰骶疼明显，并向下肢反射，经检验，HLA-B27 阳性，中西药治疗后，症状稍有缓解，但未得到根本性控制。特慕名来诊。

【检查】腰、骶、髂处叩压痛，站立腰侧弯，腰椎 3～5 节向后突，身体前倾。"4"字试验阳性，骨盆挤压试验阴性。步行受限，20m/min。腰酸腿软，手足心发热。舌暗红，苔涩白，脉浮数。红细胞沉降率 25mm/h，HLA-B27（＋），血红蛋白 80g/L，白细胞 5.6×10^9/L，中性粒细胞比率 70%，淋巴细胞百分比 30%，心电图正常。X 线示骶髂关节面轻度模糊，腰椎关节均无明显异常。

【诊断】强直性脊柱炎。

【辨证】肝肾阴虚，气阴两伤。

【治则】滋补肝肾，养阴清热，祛风通络。

【处方】杜仲公藤汤加减：杜仲 15g、雷公藤根 15g、生地黄 30g、知母 20g、白芍 20g、山药 20g、茯苓 20g、薏苡仁 20g、黄芪 30g、羌活 15g、独活 15g、丹参 20g、当归 20g。5 剂，水煎服，每日 1 剂。

配用：吲哚美辛栓。

服药 5 剂后，症状缓解，上方加狗脊 30g、金樱子 30g，连服 20 剂，病情稳定，步行 40m/min，较前明显改善。再加补骨脂 15g、菟丝子 15g

补肾温阳，继服中药 60 剂，症状进一步好转，血红蛋白提高到 115g/L，红细胞沉降率降低为 15mm/h，HLA-B27 为阴性。

按：强直性脊柱炎患者多为年轻的男性，中医把强直性脊柱炎归入脊痹、骨痹的范畴，主要是由于本病病机多为肝肾空虚。我在临床中治疗这个病，很重视滋补肝肾、养阴清热，尤其是对于久病体虚者，多用杜仲公藤汤加减。杜仲补肾强腰，雷公藤根祛风，生地黄、知母滋补肝肾，山药、茯苓、薏苡仁健脾利湿，配丹参、当归、黄芪生血、补血，独活、羌活祛风。后又加狗脊、金樱子、补骨脂、菟丝子补肾益精。上药合用能使强直性脊柱炎得到控制，配用吲哚美辛栓能及时解除疼痛。经过半年治疗，随访症状基本消除。

杜仲公藤汤加减法：关节疼痛明显者加延胡索 20g、制草乌 15g；肢体怕风、怕冷可加干姜 10 片，或加附子 15g；胃口不佳者加山楂 20g、麦谷芽各 15g；阴虚火旺，手足心发热可加青蒿 20g，同时也可加大生地黄的剂量；苔黄加黄芩 15g。

医案 4：强直性脊柱炎（湿热壅盛）

许某，男，17 岁，学生，嵊州市王岩镇麻东村人，2019 年 9 月 9 日初诊。

【主诉】左侧臀部及腰疼痛，走路困难 2 年，发热（38~39℃）10余天。

【病史】左侧臀部及腰部疼痛，行走困难，自觉疲劳、乏力，发热38~39℃。曾在杭州某医院诊断为强直性脊柱炎。经人介绍来我处就诊。

【检查】左侧臀部及腰部压痛，走路颠跛。臀部肌肉轻度萎缩。膝、踝、跟部均有疼痛，跟腱部肿胀、压痛。舌苔薄白，脉沉细。HLA-B27阳性，红细胞沉降率 36mm/h，类风湿因子阳性，抗 O 400IU/ml，体温38.5℃，心电图无异常。

【诊断】强直性脊柱炎。

【辨证】肾虚感邪，湿热壅盛。

【治则】清热除湿，祛风止痛，益肾填髓。

【处方】新法风湿五号方加减：青藤根 30g、闹羊花根 15g、云实根 30g、雷公藤根 15g、桂枝 10g、防己 20g、巴戟天 15g、木瓜 15g、桑寄生 20g、威灵仙 20g、淫羊藿 15g、泽泻 20g、川牛膝 20g、知母 20g、黄芩 12g。10 剂，水煎服，每日 1 剂。

配用：头孢拉定静脉滴注，连用 5 天。臀部外贴本院制剂新法风湿膏，隔天 1 次。

9 月 19 日，能下床走路，体温 38℃。

继续服上方 10 剂，疼痛明显好转。体温 36.7℃，红细胞沉降率 15mm/h；类风湿因子阴性；抗 O 200IU/ml。去知母、黄芩，加杜仲 12g、菟丝子 15g、生地黄 20g 巩固疗效。

后继续服中药 120 剂，查 4 次红细胞沉降率及血常规都在正常范围，臀部及关节处无疼痛。

按：读者朋友可能会感觉到中药剂量有点大，如方中的青藤根、闹羊花根、云实根、雷公藤根，我这样用已经好多年了，这些药物的用量大家可以参考。另外，方中还有桑寄生、川牛膝、威灵仙、淫羊藿、巴戟天、木瓜补肝益肾、温肾温阳；桂枝疏通经络；知母、黄芩清热解毒、抗炎镇痛；防己、泽泻祛风利湿。还用了本院制剂风湿膏外敷，效果还是很好的。

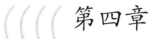

第四章
系统性红斑狼疮

第一节　概说

红斑狼疮是一种自身免疫性慢性炎症性结缔组织病，属于风湿病范畴。红斑狼疮有系统性红斑狼疮、盘状红斑狼疮、亚急性皮肤型红斑狼疮、深部红斑狼疮之分。

系统性红斑狼疮（SLE）以皮肤和肾脏损害为突出，病因尚未明确，目前认为发病既有遗传、性激素等内在因素，也与环境、药物等因素有关，多发于青壮年女性。

中医学认为多由先天不足、七情内伤、劳累过度、房事失节、热毒入里、燔灼阴血、瘀阻经络，使阴阳气血失于平衡，气滞血瘀，伤于脏腑，蚀于筋骨。中医属“温热”“虚热”范畴，又称“蝴蝶疮”“阳毒”“鬼脸疮”等。中医辨证论治可分毒热炽盛型、阴血虚亏型、毒邪攻心型、肾阴亏损型、邪热伤肝型等。本病初起在表，四肢脉络闭阻，先表后里，由表入里，由四肢脉络入内而损及脏腑之脉络，再损脏腑之本体。在表在上较为轻浅，在里在下较为深重，若表里上下多脏同病，当为重症。

本病的临床表现较为复杂，如下所述。

约有80%～100%的患者早期有乏力症状，可出现在皮损及关节疼痛之前。

局部表现主要包括光敏感（患者多为受日光或其他来源的紫外线照射后出现皮损）、面部红斑（早位于颊部，多为小片状水肿性红色斑块，或深或淡，后逐渐增多扩大至鼻梁，典型的皮损为双侧皮疹在鼻梁处连接，呈现蝴蝶样皮损斑块，称蝶形红斑）、脱发、血管性皮肤改变（常见的有血管炎性皮损、雷诺现象、甲周红斑、网状青紫、狼疮性冻疮、毛细血管扩张、多形红斑等）以及关节病变（约 90% 以关节病变为首发症状，而且也常常是疾病活动征象之一）。

内脏损害表现为心、肺、肾脏以及消化、神经、血液等系统的病变。

当药物已能充分控制症状时，应鼓励活动，参加适当工作，儿童尽可能上学。病情经长期控制或缓解后，可以考虑婚姻和生育。常采用非甾体抗炎药、抗疟药、糖皮质激素、免疫抑制剂，对于多系统损害而治疗无效者，可采用造血干细胞移植等手段。

SLE 的诊断主要依靠临床表现、实验室检查、组织病理学和影像学检查。1997 年美国风湿病学会（ACR）修订的 SLE 分类标准中，明确将血液学异常、免疫学异常和自身抗体阳性等实验室检查列入了诊断标准。SLE 的实验室检查，对于 SLE 的诊断、鉴别诊断和判断活动性与复发都有重要的意义。

第二节　诊断

美国风湿病学会（ACR）1982 年修订《系统性红斑狼疮分类标准》，一直都在沿用，应用这些标准也是比较符合红斑狼疮的诊断标准，对该病深入细致的诊断就不困难，但很多患者变化比较复杂，有些表现很像是皮肤科、肾病科，有些患者就到皮肤科和肾病科去看了。我们要认真细致地了解该病的发病机制，有利于对该病诊断。此外尿微量蛋白的含量测定也很重要。

《系统性红斑狼疮分类标准》主要包括如下几个方面。

（1）颊部红斑：固定红斑，扁平或高起，在两颧突出部位。

（2）盘状红斑：片状高起于皮肤的红斑，黏附有角质脱屑和毛囊栓；陈旧病变可发生萎缩性瘢痕。

（3）光过敏：对日光有明显的反应，引起皮疹，从病史中得知或医生观察到。

（4）口腔溃疡：经医生观察到的口腔或鼻咽部溃疡，一般为无痛性。

（5）关节炎：非侵蚀性关节炎，累及 2 个或更多的外周关节，有压痛、肿胀或有积液。

（6）浆膜炎：胸膜炎或心包炎。

（7）肾脏病变：尿蛋白 > 0.5g/24h 或 + + +，或管型（红细胞、血红蛋白、颗粒或混合管型）。

（8）神经病变：癫痫发作或精神病，除外药物或已知的代谢紊乱。

（9）血液学疾病：溶血性贫血，或白细胞减少（少于 4×10^9/L），或淋巴细胞减少（少于 1.5×10^9/L），或血小板减少（少于 100×10^9/L）。

（10）免疫学异常：抗 ds-DNA 抗体阳性，或抗 Sm 抗体阳性，或抗磷脂抗体阳性（包括抗心磷脂抗体，或狼疮抗凝物，或至少持续 6 个月的梅毒血清试验假阳性三者中具备一项阳性）。

（11）抗核抗体：在任何时候和未用药物诱发"药物性狼疮"的情况下，抗核抗体滴度异常。

该病的诊断按以前辨证要点凡以上 11 条中有 4 项者可以诊断为 SLE，但应排除感染性疾病、肿瘤或其他风湿性疾病。

第三节　医案

医案 1：系统性红斑狼疮（郁热闭阻）

廖某，女，36 岁，农民，河南人，2018 年 5 月 15 日初诊。

【**主诉**】肌肉疼痛、脱发、光过敏 2 年，伴气急、胸闷 2 个月。

【**病史**】自 2016 年 5 月开始出现肢体关节疼痛、肿胀、晨僵、压痛，手指时苍白时发紫；四肢皮肤发亮，有瘀紫、红斑，腰部发胀，有光过敏、脱发等，在河南中医院诊断为"系统性红斑狼疮"。自 2 个月前出现胸闷、气急、咳嗽等症，易发怒、嗳气、反酸。经医院检查发现两胸肋膈角变钝圆、胸腔积液。自觉发热，口腔有溃疡。

【**检查**】眼部周围浮肿，面部两颧骨处黧黑，双侧手指有雷诺现象。两肺听诊未见啰音，心律齐，两侧肺肋角呼吸音偏低，语颤增强；舌质红绛，苔少，脉沉细滑。红细胞沉降率 132mm/h，C 反应蛋白 60mg/L，类风湿因子 242IU/ml，尿微量蛋白 19.2mg/L。

【**诊断**】系统性红斑狼疮。

【**辨证**】郁热闭阻。

【**治则**】清热解毒。

【**处方**】新法风湿五号方加减：青藤根 30g、闹羊花根 15g、云实根 30g、雷公藤根 15g、桂枝 10g、防风 15g、桑寄生 20g、威灵仙 15g、淫羊藿 15g、泽泻 15g、黄芪 30g、天荞麦 20g、知母 15g、白花蛇舌草 20g、七叶一枝花 15g。10 剂，水煎服。

配用：头孢曲松钠连用 10 天。

服药后自觉症状有明显好转，咳嗽减轻。

上方加桔梗 15g，又服 10 剂。查红细胞沉降率 89mm/h，C 反应蛋白 25mg/L；两侧肋膈角变锐，B 超检查积液基本消失。病理指标变化还是比较明显的。

继服中药 30 剂，红细胞沉降率 35mm/h，C 反应蛋白 12mg/L。又服中药巩固治疗 2 月而停药。

随访病情无反复。

按：方中的青藤根、闹羊花根、云实根、雷公藤根、天荞麦、白花蛇舌草、七叶一枝花有清热解毒、祛风除湿的功效；知母清热滋阴；桂枝、防风、泽泻祛风利湿、利通关节；威灵仙、淫羊藿祛风温阳；桔梗止咳化痰。在临床实际应用中，患者红细胞沉降率较高时可以加大七叶一枝花、白花蛇舌草用量，并可加用红豆杉。

医案 2：系统性红斑狼疮（郁热闭阻）

倪某，女，45 岁，农民，浙江衢州人，2015 年 6 月 20 日初诊。

【主诉】关节晨僵、肿痛、发热、脱发 2 年，近 2 个月加重。

【病史】2013 年 5 月左右，右侧手指部疼痛、肿胀，早上起时晨僵，肩及肩胛部处疼痛，到当地医院服过 3 个月中药未见好转。后发热、咳嗽间歇性发作。经常有扁桃体发炎，经过抗炎后病情缓解。2015 年 4 月左侧肩胛部处可见一片红斑，约 10cm×15cm 大小，其他部位未见红斑。平时有脱发、光过敏，活动后气喘。杭州某医院诊断为"系统性红斑狼疮"。慕名来诊。

【检查】面色苍白，眼睑浮肿。左侧胸肋部可见红斑消退后的色素沉着。下蹲困难，膝关节有波动感，手指关节有梭形肿胀。舌质淡红，苔白厚；脉沉细数；血常规：白细胞 $3.3×10^9$/L，红细胞 $2.79×10^{12}$/L，血红蛋白 68g/L，淋巴细胞 $0.82×10^9$/L，红细胞沉降率 99mm/h。尿常规：尿比重 1.009。抗核抗体阳性（1∶320），抗 dsDNA、抗 SM、抗 U1RNP、抗 SSA 抗体阳性。心电图：窦性心动过速，T 波改变。

【诊断】系统性红斑狼疮。

【辨证】郁热闭阻，气血两虚。

【治则】清热解毒，补血活血。

【处方】龙胆麦冬汤加减：补骨脂 20g、菟丝子 15g、肉苁蓉 15g、巴戟天 15g、川牛膝 15g、黄芪 30g、生地黄 30g、丹参 20g、当归 20g、独活 15g、黄芩 15g、七叶一枝花 15g、白花蛇舌草 20g、龙胆草 15g、桑枝 30g、玄参 20g、麦冬 20g、薏苡仁 30g、延胡索 20g、垂盆草 12g、川芎 15g。5 剂，水煎服。

配用：头孢曲松钠、甲磺酸培氟沙星，双膝关节新鲜中草药外敷。

服药 5 天后自觉症状有好转，眼睑部浮肿明显减轻，关节肿痛好转。

上方加桔梗 15g，继服 10 剂，查红细胞沉降率 69mm/h。继服中药 30 剂，红细胞沉降率 45mm/h。患者继服中药巩固治疗 3 个月。复查：白细胞 4.2×10^9/L，红细胞 3.6×10^{12}/L，血红蛋白 92g/L。

按：在治疗中，我的方子中药物的量还是比较大的，效果也是比较明显的，红细胞沉降率等化验指标改善也比较明显。方子里面有补肾的药，如补骨脂、菟丝子、肉苁蓉、巴戟天等；也有清热解毒的药，如方中的七叶一枝花、白花蛇舌草、龙胆草、垂盆草等；还有祛风除湿、健脾利湿的药物。总之，作用是多方面的。红细胞沉降率高时，我喜欢用七叶一枝花、白花蛇舌草，有时还加用红豆杉。

医案 3：系统性红斑狼疮（热蕴营分）

陈某，女，27 岁，农民，江西上饶人。2020 年 3 月 15 日初诊。

【主诉】有红斑狼疮肾炎 2 年余，经中西药治疗时好时差。

【病史】于 2018 年发现面部红斑，腰酸，容易疲劳，四肢关节疼痛、肿胀，当时到附近医院诊断为上呼吸道感染，经抗炎、退热、止疼后症状好转。停药后又反复，病情进一步加重，容易脱发，面部红斑也在扩大，诊断为系统性红斑狼疮。经人介绍来院治疗。

【检查】形体消瘦，面部红斑，腰酸，疲劳无力，四肢关节酸痛，小便清，大便偏干。心肺无异常，腹软，肝脾肋下未触及，腹水阴性，双肾区轻度叩击痛，两下肢胫前轻度凹陷性水肿。舌黯红，苔薄黄，脉沉细略数。尿蛋白（＋＋），血肌酐 136μmol/L，红细胞沉降率 40mm/h，ATA（＋）。

【诊断】系统性红斑狼疮。

【辨证】热蕴营分，肾虚络瘀。

【治则】清热化瘀，补肝益肾。

【处方】清热化瘀方加减：金银花 30g、野菊花 20g、紫花地丁

15g、蒲公英 20g、小春花 15g、黄芪 30g、赤芍 15g、茜草 15g、土茯苓 15g、天荞麦 30g、秦艽 10g、商陆 10g。5 剂，水煎服。

服药 5 剂后，自觉症状明显好转。复查尿蛋白（±），红细胞沉降率 10mm/h，血肌酐 112μmol/L。面部红斑消退，两腿浮肿消除，腰酸乏力及关节疼痛等症均消失。

在原方上去商陆，加桑寄生 30g、玄参 20g、白芍 20g，再服中药 30 剂，尿蛋白持续阴性，复查 ATA（-）。又服中药 30 剂后自行停药。

按：早在 20 世纪 70 年代，邻居家有个女孩子，就得了红斑狼疮，尿蛋白（+++），那个时候医院只能给她激素治疗，病情发展很快，不久就病逝了，现在回想起来还觉得很惋惜。本案红斑狼疮肾炎的中医病机是机体阴阳气血失调，热毒入里，燔灼阴血，以致肾络瘀阻，气机不畅，肾之开阖失司，不能分别清浊，导致水湿潴留而水肿，精微下泄而成蛋白尿。其外在病因为热毒，而血瘀为其内在的继发性病理因素，二者互为因果，在疾病的发展过程中持续存在。方中的金银花、野菊花、紫花地丁、蒲公英、小春花、茜草、天荞麦清热解毒活血化瘀，以阻断其病理过程，使邪去而络通，气机流畅，所以能取得较好效果；赤芍、黄芪、土茯苓补益元气、补肝益肾。红细胞沉降率高时，七叶一枝花、白花蛇舌草是比较好的药物，如果患者身体比较虚弱可减商陆加白芍 20g、白术 20g。

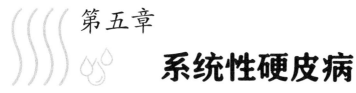

第五章

系统性硬皮病

第一节　概说

硬皮病是一种以皮肤和／或内脏器官广泛纤维化为特征的自身免疫性疾病，可分为局限性硬皮病（LSc）和系统性硬皮病（SSc）两大类。自身免疫反应、血管病变和皮肤、内脏结缔组织中的胶原纤维增生是导致硬皮病产生多系统损害的三大因素。

肢端型 SSc 皮肤硬化多从手指开始，缓慢向四肢、躯干发展，内脏损害出现较慢，雷诺现象明显，肢端病变较重。弥漫型 SSc 皮肤硬化多从躯干开始，较快发展至全身，雷诺现象轻或无，内脏受累早且重。其临床表现比较复杂，主要包括以下几个方面。

（1）前驱症状：雷诺现象，多关节痛，不规则发热，面、手肿胀，肤色加深。

（2）皮肤症状：①硬肿、硬化、萎缩；②特殊面容，面容呆板呈假面具样；③色素异常，病初即可见弥漫性色素沉着，以面额部、手背部、前臂部为重，逐渐在色素沉着的基础上出现色素脱失斑，俗称"花斑"；④毛细血管扩张；⑤肢端病变，雷诺现象、指垫变平、指端凹痕、指趾溃疡及手指尖细、末节指骨吸收变短。

（3）关节病变：早期即可有单关节痛或多关节痛，由于髋关节的皮肤硬化常致关节僵硬，活动受限，常见抬臂障碍、肘部屈伸不直、手指关节挛缩呈爪状。

（4）肌肉症状：患者常有轻度肌无力，弥漫性肌肉酸痛，称为硬皮病肌病。

此外，还有消化道病变、肺部病变、心脏病变、周围神经系统病变、血液系统病变以及血管炎等。

本病属中医痹证范畴，局限性硬皮病属皮痹，系统性硬皮病除皮痹外，尚有脉痹、五脏痹之征象，现代多称为"皮痹病"。硬皮病基本病机为本虚标实，本虚即气血不足，脾肾阳虚，标实则为血瘀。因正气虚弱，风寒湿热之邪乘虚而入，或因寒湿阻络致气血不畅，脉络闭阻，或因热毒伤津，血涩凝滞，而致血瘀。久之肌肤失养，脏腑功能失调而发病。

本病对中医、西医来讲都是很难治的病，我在这个病上花了不少精力去研究，积累了一些经验。

第二节　诊断

在系统性硬皮病的诊断方面，目前多采用美国风湿病学会1980年提出的诊断标准。

（1）主要标准：有近端硬皮病，即手指及掌指关节中跖趾关节以上任何部位的皮肤有对称性的变厚、变紧和浸润。皮肤上述改变可累及整个肢体、面部、颈部和躯干（胸、腹部）。

（2）次要标准：包括①指端硬化，硬皮改变仅限于手指；②指端有肿胀性斑痕或指垫缺乏，指端由于缺血而有凹陷区或指垫组织萎缩；③双肺底纤维化，在标准胸片上，双侧肺底部有网状纹理或结节性密度增高影，可以是弥漫性斑点或蜂窝样改变，并已明确不是因原发于肺部的疾病引起。

判断：凡具有1项主要标准或2项以上次要标准者，可诊断为SSc。此外，雷诺现象，多关节炎或关节痛，食管蠕动异常，皮肤活检示胶原纤维肿胀和纤维化，血清有ANA、抗Scl-70抗体和抗着丝点抗体均有助于诊断。

第三节 医案

医案 1：系统性硬皮病（肝肾亏损）

方某，男，48 岁，电工，浙江余姚人，2017 年 5 月 15 日初诊。

【主诉】周身皮肤发紧、发硬、发麻，逐渐加重 3 年。

【病史】3 年前曾有四肢末端苍白、麻木、疼痛，当时被诊断为"雷诺症"，经扩张血管治疗后，病情时好时坏，近来发现两上肢及胸部皮肤麻木、痛、发硬，逐渐加重。后又到省医院治疗，诊断为"系统性硬皮病"。到处求医未果，慕名来诊。

【检查】体温 36.8℃，血压 110/70mmHg，心率 90 次 /min，周身皮肤板结偏黑发亮，皱纹减弱，皮肤出汗减少，欠温，尤以面部、四肢及胸部为甚，苦笑面容，口张不全，伸舌、吞咽有一定困难，四肢关节伸屈不利，呈僵硬状，行动缓慢，大便欠实，小便清。舌淡，苔黄腻，脉滑。红细胞沉降率 34mm/h，IgA320mg/L，IgM56mg/L。X 线胸片提示：两肺野纹理增粗，呈网织样，内夹杂小点状及小囊性阴影的肺间质改变。

【诊断】系统性硬皮病。

【辨证】肝肾亏损，髓枯筋萎。

【治则】补肝益肾，活血通络。

【处方】扶正梳理方加减：制草乌 15g、阿胶 20g、茯苓 30g、菟丝子 15g、淫羊藿 15g、炒莱菔子 15g、地龙 12g、制黄精 15g、制玉竹 15g、蜈蚣 3 条、桂枝 15g、黄芪 30g、薏苡仁 20g、佩兰 15g、炮穿山甲 10g、炒王不留行 15g、水蛭粉 2g（冲服）。5 剂，水煎服，每日 1 剂。

配用：呋喃硫胺片、维生素 B_6、维生素 C、六味地黄丸。

用 5 剂后无任何反应，但我认为辨证方向是对的，又让患者继服中药 15 剂。

共用了 20 剂后，患者麻木疼痛有好转，关节无肿痛，吃东西比较顺利。

上方加山楂、麦谷芽，又服中药 30 剂，效果不明显，但患者红细胞沉降率稍有降低，为 31mm/h，血常规正常，血红蛋白偏低。患者感到治疗困难停药出院了。

出院后按照我的医嘱，每天服水蛭粉和何首乌粉。第 3 年又来诊，症状没有发展，还算是稳定了。

按：我认为，硬皮病的病机主要是风寒湿诸邪于皮肤筋络，由表及里，侵及全身，五脏六腑受累，气血阴阳受损，并因此产生瘀、痰、湿等病理产物，形成标实-本虚-标实-本虚这样一个恶性循环。硬皮病的患者体重一般都比较轻，本例患者大约 50kg，应补养气血、调理营卫、活血通络、温阳化湿诸法并举，以标本同治、虚实兼顾。方中的制草乌、菟丝子、淫羊藿、阿胶、制黄精、制玉竹、黄芪等温补肾阳、滋补阴津、补气养血，能提高患者机体的抗病能力，补阳的同时用了一些滋阴的药物，是因为无阴则阳无以化。地龙、蜈蚣、炮穿山甲、炒王不留行等活血化瘀通络，对于这种病，尤其要注意选用搜风破瘀的动物药。莱菔子、佩兰、茯苓等祛痰化湿。我在基层临床中逐渐形成了一个朴素的观点，那就是"药量不足邪气盛"，药物一定要达到一定的剂量才能发挥治病祛邪的作用。

扶正梳理方在应用过程中，如果肢体活动受限、麻木、屈伸不利可加伸筋草 20～30g，丹参、当归各 20g；大便干燥可加大黄 10g，何首乌研粉 2g。

医案 2：系统性硬皮病（气虚血瘀）

方某，男，学生，20 岁，温州瓯海人，2015 年 6 月 23 日初诊。

【主诉】双上肢及下肢麻木，皮肤发紧、发硬，卧床不起 3 个月余。

【病史】曾因饮食不节、活动量少，出现上、下肢体麻木的症状，皮肤增厚，有僵硬感，似戴上手套，脚像穿袜子一样，晚上起来小便时身体有晃动，支持不住而摔倒。上下肢肌肉发软，无力。病情进一步加重，后卧床不起3个月，大小便不能自理。先后到各大医院检查无器质性病变，服过各种中西药无效。

【检查】面部多发痤疮。双侧上肢轻度垂腕，食指下垂，部分肌肉萎缩。下肢腓肠肌萎缩，肌张力下降，腱反射消失，皮肤增厚、发僵，多汗。舌质淡红，苔白薄，脉浮滑。白细胞 $3.5 \times 10^9/L$，红细胞沉降率 18mm/h，类风湿因子 315IU/ml。

【诊断】系统性硬皮病。

【辨证】气虚血瘀。

【治则】补气活血通脉。

【处方】补阳还五汤加减：当归24g、川芎15g、白芍20g、黄芪30g、丹参30g、延胡索20g、桂枝10g、桑寄生30g、葛根30g、细辛12g、红花12g、桃仁12g、地龙12g、制附子12g、杜仲12g。5剂，水煎服，每日1剂。

配用：维生素C、维生素 B_6、氯化钾、肌苷、呋喃硫胺片、六味地黄丸等。

服药后麻木减轻，下肢力量稍有恢复，扶着墙壁能走数十步。皮肤发紧、发硬无好转。继服前方中药10剂。

服药15剂后，红花、制附子、桂枝改为15g，加天麻15g、白花蛇舌草30g，去桑寄生、细辛，继服中药10剂，患者感觉皮肤发紧、发硬等情况进一步好转，又服前方中药30剂。自己能单独行走，查红细胞沉降率15mm/h，类风湿因子196IU/ml。

继用前方中药30剂，症状消除，又服中药30剂巩固疗效。1年后复查基本正常。

按：硬皮病的病因至今不明，遗传因素可能是其中之一，还有些患者同时患有红斑狼疮、皮肌炎、类风湿关节炎等疾病。该患者曾饮食匮乏、运动受限，使肌肉产生失用性萎缩，加上营养不足，气不能行，血不能畅，气血瘀滞而致周围神经发生病变，发生肢体麻木似针刺，皮肤发硬、发僵。对于该病首先要补充足够的维生素及钾离子。

方中的黄芪补元气，丹参、延胡索、川芎、白芍活血补血；桂枝疏通血脉；桃仁、地龙活血通络，细辛止痛，制附子、杜仲温阳补肾。

中西医结合，在短时间内收效明显。

对于这种病症，如患者小便失禁可加桑螵蛸15g、山茱萸12g、肉桂10g、益智仁12g，补肾收敛；下肢无力，可加桑寄生20g、鹿角胶10g；下肢水肿明显可用川牛膝20g、茯苓30g、白术20g、薏苡仁20g；大便干燥难解可加大黄10g。

医案3：系统性硬皮病（肝肾亏损）

王某，男，50岁，农民，浙江江山人，2019年11月13日初诊。

【**主诉**】行动不便，皮肤发硬、发僵，肌肉萎缩4年余。

【**病史**】患者为一名专业厨师，2015年9月炒菜时发现抓不牢炒勺手柄以至于掉落于地，右侧手指使用筷子也感觉不灵活，但未予以重视。2016年4月发现自己的手脚无力，有肌肉萎缩，9月到上海华山医院就诊，怀疑为系统性硬皮病。后进一步加重至肢体伸屈不利，皮肤发硬、发僵，口齿不清，喝水困难，肩及指部肢体肌肉发抖。大便干燥，3天1次。

【**检查**】面部表情肌肉松弛，皮肤发硬、发僵，口齿不清，饮水时有明显呛咳。肩及背部肌群有明显瞤动，双侧上肢鱼际肌萎缩。舌体萎缩偏紫，苔白厚，脉浮弦。红细胞沉降率35mm/h，红细胞3.8×10^{12}/L，血小板120×10^{9}/L，嗜酸性粒细胞0.5×10^{9}/L，抗Scl-70抗体阳性。

【**诊断**】系统性硬皮病。

【**辨证**】肝肾亏损，髓枯筋萎。

【**治则**】补肝补肾，育阴潜阳，活血通脉。

【**处方**】温肾温阳方加减：黄芪30g、丹参20g、当归15g、钩藤

20g、天麻 10g、补骨脂 15g、菟丝子 15g、巴戟天 15g、肉苁蓉 15g、狗脊 30g、制附子 15g、杜仲 15g、川牛膝 20g、生地黄 30g、白术 20g、水蛭粉 2g（冲服）。10 剂，水煎服。

配用：肌苷口服液、呋喃硫胺片、氯化钾。

服用 10 剂后，症状未见明显好转。我认为当前的辨证方向是对的，嘱患者继服中药 10 剂。患者服用上方 20 剂后，口齿明显清楚了，虽然其他症状还是没有明显改善，但患者的信心增强了，主动要求再服中药。

仍以上方为基础，大便干燥时加大黄 10g，气急、胸闷、呼吸困难时加党参 20g，阴虚火旺明显时，去钩藤、天麻加玄参、麦冬、玉竹各 10g。

再服用 30 剂中药后，肢体发紧、发硬、发抖等症状有明显好转，自觉肌力恢复，饮食呛咳症状已消失，红细胞沉降率 25mm/h。又继服 30 剂，症状进一步得到改善。

按：方中的黄芪益气固本；当归、丹参养血、和血、补血、柔肝；补骨脂、菟丝子、巴戟天、肉苁蓉、制附子、杜仲、狗脊、川牛膝补肝、补肾、壮筋骨；生地黄滋阴养阴；钩藤、天麻平肝潜阳。

医案 4：系统性硬皮病（肝肾亏损）

卢某，男，55 岁，农民，浙江淳安人，2019 年 10 月 15 日初诊。

【**主诉**】关节屈伸不利，皮肤发硬、发僵、麻木约 1 年。

【**病史**】3 年前无明显诱因出现双下肢行走不适，站立不稳，未予治疗，病情逐渐加重。到 2018 年，生活不能自理，下肢不能行走，只能坐轮椅活动，自己感觉全身无力。下肢小腿疼痛，肌肉萎缩，怕风怕冷，皮肤发僵、发硬。体形偏瘦，脸色偏黑。在当地医院诊断为系统性硬皮病，慕名求诊。其弟及母亲都患有系统性硬皮病。

【**检查**】体温 36.5℃，血压 110/70mmHg，心率 90 次 /min，神清，

双侧上肢肌及鱼际肌萎缩，下肢腓肠肌萎缩。呼吸音清，未闻及干湿性啰音，腹平软，皮肤发僵、发硬。脉沉细，舌质淡红、苔薄白。红细胞沉降率 23mm/h，红细胞 3.75×10^{12}/L，类风湿因子弱阳性，血小板 150×10^9/L，嗜酸性粒细胞 0.50×10^9/L，抗 Scl-70 抗体阳性。

【诊断】系统性硬皮病。

【辨证】肝肾亏损，髓枯筋萎，脉络不通。

【治则】补肝补肾，活血通络，通血通脉。

【处方】补肝补肾方加减：补骨脂 15g、菟丝子 15g、巴戟天 15g、肉苁蓉 15g、狗脊 30g、杜仲 12g、制附子 12g、川牛膝 20g、黄芪 30g、生地黄 30g、丹参 20g、当归 15g、钩藤 20g、天麻 10g、伸筋草 20g、雷公藤 15g、水蛭粉 2g（冲服）。5 剂，水煎服，每日 1 剂。

配用：呋喃硫胺、维生素 B₆、维生素 C、肌苷口服液、六味地黄丸。

服药 5 剂后未见明显好转。对上方进行了调整：加大丹参和补骨脂用量至 30g、制附子用量至 15g、巴戟天用量至 20g，加川芎 15g，去天麻、伸筋草。又继服中药 10 剂。

调整处方后，治疗效果渐显。言语明显清楚，肌肉发抖、发僵、发硬有好转；红细胞沉降率 19mm/h，类风湿因子转阴。

后又服用 40 剂，症状得以明显改善。

按：患者的母亲和弟弟都跟他一样，肢体麻木，皮肤发僵、发硬。我觉得患者的系统性硬皮病应该与遗传因素有关，尽管在我行医过程中，很少遇见这种情况，但我还是认为要从中医的先天因素考虑，治疗要注重滋补肝肾，同时补气活血、通经活络也是必不可少的。所以，我的处方中，有补骨脂、菟丝子、巴戟天、肉苁蓉、制附子、杜仲、狗脊，也有黄芪、当归、丹参、伸筋草。

医案 5：系统性硬皮病（阳气亏虚）

楼某，女，47 岁，农民，浙江金华永康人，2019 年 9 月 24 日初诊。

【主诉】四肢末端冷痛、发白、发绀，持续约 2 年。

【病史】2017 年冬自觉四肢末端冷痛、发白、发绀，翌年秋天肢端疼痛加重，皮肤有肿胀感，在当地以"风湿病"治疗。5 个月后，四肢皮肤逐渐胀硬，柔软感消失。2019 年 3 月在当地检查，确诊为系统性硬皮病，经人介绍来我院治疗。

【检查】四肢、面部、颈部、胸背部皮肤硬，如皮革，呈蜡样光泽。四肢皮肤更为明显，不能捏起，肢冷无汗，麻木胀痛，关节屈曲不利。舌淡胖，苔白滑，脉沉迟。已绝经数月。

【诊断】系统性硬皮病。

【辨证】素体阳虚，气血不足。

【处方】当归四逆汤加味：当归 24g、丹参 30g、桂枝 15g、白芍 20g、细辛 10g、甘草 15g、通草 20g、大枣 15 枚、仙茅 15g、淫羊藿 15g、黄芪 30g、巴戟天 15g、鹿角霜 20g。10 剂，水煎服，每日 1 剂。

服药 10 剂后，四肢有转温，疼痛减轻，手指肿胀僵硬好转，活动明显改善。舌淡胖，苔白，脉沉缓。

继服上方中药 6 个月后，皮肤弹性恢复，四肢关节活动自如。为巩固疗效，予参苓白术散合二仙汤化裁，服药 6 个月。后随访，未见明显反复。

按：方中当归养血活血，配桂枝温阳通脉，调和营卫；细辛、通草散寒利水，助桂枝通阳利血脉；仙茅、淫羊藿壮阳补肾。诸药合用，温阳通脉，养血活血，改善了周围末梢血液循环，药中病机，而获良效。

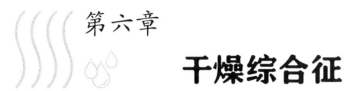

第六章

干燥综合征

第一节　概说

干燥综合征是一种以侵犯唾液腺和泪腺等外分泌腺为主的慢性炎症性自身免疫病，常以明显的口眼干燥为特征，临床表现多样，病情轻重不一，常合并有多系统损害。本病单独发生者称为原发性干燥综合征，继发于另一诊断明确的结缔组织病（如类风湿关节炎、系统性红斑狼疮等）者，则称为继发性干燥综合征。在我国人群的患病率为 0.29% ~ 0.77%，在老年人群中患病率为 3% ~ 4%。女性多见，男女比为 1：9 ~ 1：20，多发在 40 ~ 50 岁，也见于儿童。

干燥综合征在中医学文献中无相似病名的记载，但其复杂的临床表现在许多古代医籍中有类似的描述。本病属中医"燥证"范畴，有一些著名医家，如国医大师路志正等，称本病为"燥痹"，并获得了学术界的普遍认可。

本病主要表现如下。

（1）干燥性角膜炎：眼部烧灼感、异物感、干燥，无泪，眼痛，视物模糊等。

（2）口腔干燥：口腔黏膜干燥疼痛，咽下困难，唾液不足，口唇干燥，黏膜溃疡，腮腺肿胀等。

（3）关节症状：肿胀，疼痛，关节腔渗出性改变及皮下结节，似类风湿关节炎性变化。

（4）其他症状：紫癜，脱发，鼻腔干燥，萎缩性胃炎，阴道炎，药物过敏。

（5）实验室：轻度贫血，高球蛋白血症，淋巴细胞转化率降低，皮肤迟缓型变态反应降低，血清抗核抗体和类风湿因子阳性。

本病临床表现复杂，除干燥病症外，还见于皮肤、肾、肺等器官以及消化、神经等系统的病变。

从中医理论分析，本病多由素体阴虚，复感燥热邪气，内陷入里，日久蕴酿成毒，煎熬津液或燥邪久羁，耗气伤阴，阴损及阳，气虚失运，阳虚津凝，导致口眼清窍失养，经脉气血闭阻而发。阴虚津亏为其本质，气、阳虚为其所累，瘀、痹、燥、毒为其标象，基本病机为虚、瘀、痹、燥。

从西医角度看，目前尚无根治方法，主要是替代和对症治疗，以改善症状，控制和延缓因免疫反应而引起的组织器官损害以及继发性感染等。如合并多系统损害时可用糖皮质激素治疗或联合应用免疫抑制剂。

干燥性角膜炎，使用人工泪液；口腔干燥者，适当饮水，保持口腔清洁，定期检查牙齿，枸橼酸溶液漱口，以刺激唾液分泌功能及代替部分唾液；关节肌肉疼痛，可用非甾体抗炎药如扶他林、舒林酸、布洛芬、萘丁美酮等，对关节肌肉疼痛有一定疗效。糖皮质激素能缓解干燥综合征病情发展，使病情相对稳定，但应尽量避免糖皮质激素应用。合并系统性红斑狼疮、硬皮病、其他结缔组织病、血管炎或其他并发症时，可用糖皮质激素。病情进展迅速者合用免疫抑制剂如环磷酰胺（CTX）、硫唑嘌呤、甲氨蝶呤（MTX）等，但需注意其副作用。

中医辨证论治，主要分燥邪犯肺、阴虚内热、气阴两虚、阳虚津凝、气血瘀阻等型。

第二节　诊断

目前多采用 2002 年干燥综合征国际分类（诊断）标准。

1. 口腔症状　3 项中有 1 项或 1 项以上。

（1）每日感口干持续 3 个月以上。

（2）成年后腮腺反复或持续肿大。

（3）吞咽干性食物时需用水帮助。

2. 眼部症状　3 项中有 1 项或 1 项以上。

（1）每日感到不能忍受的眼干持续 3 个月以上。

（2）有反复的砂子进眼或砂磨感觉。

（3）每日需人工泪液 3 次或 3 次以上。

3. 眼部体征　下述检查有 1 项或 1 项以上阳性。

（1）Schirmer Ⅰ 试验（ + ）（ ≤ 5mm/5min）。

（2）角膜染色（ + ）（ ≥ 4van Bijsterveld 计分法）。

4. 组织学检查　下唇腺病理示淋巴细胞灶 ≥ 1（指 4mm^2 组织内至少有 50 个淋巴细胞聚集于唇腺间质者为 1 个灶）。

5. 涎腺受损　下述检查有 1 项或 1 项以上阳性。

（1）涎液流率（ + ）（ ≤ 1.5ml/15min）。

（2）腮腺造影（ + ）。

（3）涎腺同位素检查（ + ）。

6. 自身抗体　抗 SSA 抗体或抗 SSB 抗体（ + ）（双扩散法）。

在无任何潜在疾病的情况下，符合以上 4 条或 4 条以上（但必须含有组织学检查和 / 或自身抗体测定）即可诊断为原发性干燥综合征；第 3、4、5、6 这 4 条中任 3 条阳性，也可诊断为原发性干燥综合征。

患者有潜在的疾病（如任一结缔组织病），而符合第 1、2 中的任 1 条，同时符合第 3、4、5 中任 2 条，可先诊断为继发性干燥综合征。

干燥综合征病程较长，症状表现也比较复杂，对中医、西医来讲都是疑难病，为了解除患者的痛苦，我在这个病上也花费了很多精力，有一些心得体会，我觉得中药治疗的效果还是很好的。

第三节 医案

医案 1：干燥综合征（肝肾阴虚）

陈某，女，48 岁，务农，浙江丽水人。2010 年 10 月 19 日初诊。

【主诉】全身关节肿痛，口干、咽干 2 年。

【病史】患者在 27 岁时产后洗冷水澡，出现双手关节肿胀、疼痛等症状，经中西医治疗后好转，以后间断出现疼痛但未予系统治疗。半年前又出现口干、咽干，胃部不适，食欲欠佳，关节肿痛加剧。特来求诊。

【检查】呼吸急促，右手小指、无名指变形弯曲，右腕关节突起变形。舌质红、无苔，脉沉细。红细胞沉降率 36mm/h，C 反应蛋白 1.8mg/L，类风湿因子 290IU/ml，抗 O 280IU/ml。

【诊断】干燥综合征。

【辨证】风寒流注，脉络不通。

【治则】祛风散寒，活血通络。

【处方】青藤根 30g、闹羊花根 15g、云实根 30g、雷公藤根 15g、桂枝 15g、防己 15g、桑寄生 15g、威灵仙 15g、淫羊藿 15g、泽泻 15g、川牛膝 20g、黄芪 30g、天荞麦 20g、七叶一枝花 15g、知母 15g、白术 20g、延胡索 20g、茯苓 30g、水蛭粉 2g（冲服）。

上方服用 25 剂后，症状无明显好转，口干、咽干仍较为突出，红细胞沉降率持续不下，舌质红，苔少，偏干，脉弦沉。

【辨证】肝肾阴虚。

【处方】知柏地黄汤加减：生地黄 30g、玄参 20g、麦冬 12g、牡丹皮 15g、威灵仙 15g、淫羊藿 15g、苍术 20g、知母 15g、黄柏 12g、天荞麦 20g、制附子 12g、黄芪 30g、延胡索 20g、丹参 20g。10 剂，水煎服，每日 1 剂。

服药后口干、咽干、舌干好转。后又继服中药 2 个月，病情基本稳定。

按：患者有风湿病史 20 余年，她的干燥综合征应该是继发性的，这种情况在农村比较多见，轻症未予以重视，不进行系统治疗，迁延而成重症。首诊时主要考虑是治疗风湿病，症状没有好转，经过认真思考，决定从肝肾阴虚着眼进行处方用药，收到了比较好的效果。方中生地黄、玄参、麦冬、牡丹皮、知母补肝益肾，滋阴泻火；威灵仙、淫羊藿、苍术祛风利湿；黄芪补益元气；延胡索、丹参活血止痛。患者体重80kg，以上药物用量与体重密切相关。

医案 2：干燥综合征（风湿流注）

朱某，女，39 岁，山东青岛人。2010 年 9 月 25 日初诊。

【主诉】关节肿痛、僵硬 7 年余，口干、咽干、口腔溃疡 4 年余。

【病史】双手指关节及左踝、左膝关节肿胀、疼痛、发僵，活动不利。3 年前出现口干、咽干、口腔溃疡，严重时食物难以下咽。曾在山东某医院治疗，服用雷公藤多苷片及胶囊制剂，关节肿痛有明显好转，停药后肿痛复发并加重。

【检查】右手指近端指间关节、左踝及左膝关节肿胀、压痛。右手大鱼际区略肿、压痛。脉沉细滑，舌苔偏黄。红细胞沉降率 25mm/h，C 反应蛋白 9mg/L，类风湿因子 20IU/ml，抗 O 87IU/ml。

【诊断】干燥综合征。

【辨证】风湿流注，脉络不通。

【治则】祛风除湿，活血通络，滋阴补肾。

【处方】新法风湿五号加减：青藤根 30g、闹羊花根 15g、云实根30g、雷公藤根 15g、桂枝 15g、防己 15g、淫羊藿 15g、威灵仙 15g、泽泻 15g、川牛膝 20g、黄芪 30g、天荞麦 20g、知母 15g、茯苓 20g、白术20g、水蛭粉 2g（冲服）。10 剂，水煎服，每日 1 剂。

配用：白芍总苷胶囊。

用药 10 剂后，关节疼痛肿胀、口腔干燥溃疡等症状明显好转，红细胞沉降率 24mm/h，C 反应蛋白 1mg/L，类风湿因子 14IU/ml，患者自以为治愈，自主停药。

后自觉症状加重，口腔溃疡复发，又来求治。前方中药去茯苓、白术，加生地黄、玄参、麦冬、忍冬藤，加强滋阴补肾之力。配用白芍总苷胶囊。10 剂后口干、咽干、口腔溃疡疼痛等症状减轻。

按：方中的青藤根、闹羊花根、云实根、雷公藤根有抗炎、镇痛、祛风湿的作用。桂枝疏通脉络；防己、淫羊藿、威灵仙、川牛膝、泽泻祛风利湿、补肝肾；黄芪、茯苓、白术健脾利湿、补益元气；天荞麦、知母清热解毒。后加生地黄、玄参、麦冬、忍冬藤来滋阴补肾。整个治疗过程中，药的用量还是比较大的，这样的药量才能取得较好的、明显的疗效。

新法风湿五号加减法：发热、体温升高者可加石膏 30g、柴胡 20g；肢体关节肌肉红斑者加白花蛇舌草 20g、七叶一枝花 12g、红豆杉 20g；关节肿痛明显者加制草乌 10g（久煎）、延胡索 20g；四肢无力者加党参 20g、当归 15g、白芍 15g。

医案 3：干燥综合征（肝肾亏虚）

黄某，女，36 岁，江西上饶人，2018 年 8 月 15 日初诊。

【主诉】关节疼痛、口干、咽干、口腔溃疡 10 年余。

【病史】患者房间潮湿，数年前出现游走性全身关节酸困不适，关节僵硬，活动不利等症状，但没有进行治疗。近年来有口干、咽干、口腔溃疡，严重时会厌破溃，食物难以下咽，在当地医院进行治疗，服用雷公藤多苷片及胶囊制剂，关节肿痛有明显好转，停药后肿痛复发加重。

【检查】精神差，眼科角膜荧光染色呈弥漫性点状着色，双侧腮腺无肿大，未做腮腺造影及下唇活检；舌黯红少津，有裂纹，脉细弱。IgG25.5g/L，IgA1.51g/L，IgM2.95g/L，ANA（＋），抗 ds-DNA（＋），ENA（＋）。抗 O（－），类风湿因子（＋），红细胞沉降率 45mm/h。

【诊断】干燥综合征。

【辨证】肝肾亏虚。

【治则】滋养肝肾，祛风除湿，疏经通络。

【处方】益气养阴方加减：天门冬 20g、五味子 20g、生地黄 30g、麦冬 18g、玉竹 15g、石斛 15g、黄芪 30g、党参 20g、肉苁蓉 15g、当归 20g、白术 20g。10 剂，水煎服。每日 1 剂。

配用：白芍总苷胶囊。

服药 10 剂后，自觉口干症状有所好转，关节疼痛减轻，患者治疗信心增加。

在前方基础上去玉竹、石斛、肉苁蓉加菊花、羌活各 20g，枸杞子、牡丹皮各 15g，白花蛇舌草 20g，增加祛风除湿、清热解毒之力，继服 10 剂。

服药后关节疼痛、肿胀，口腔溃疡、干燥等症状已明显好转，双眼干涩减轻。继前方中药连服 30 剂后，复查类风湿因子阳性（1∶320），红细胞沉降率 25mm/h。

按：干燥综合征的病机多为"虚、痹、瘀"，肺、脾、肝、肾等脏器受累，多属本虚标实，虚实夹杂，以本虚为主，生津增液、养阴润燥为基本治疗方法，结合患者的具体情况，可运用疏风通络、滋养肝肾、活血化瘀、健脾和胃、祛风化痰等药物。

方中的天门冬主治阴虚发热、咳嗽吐血、咽喉肿痛，虚寒泄泻及外感风寒致嗽者忌服，教科书中记载的用量多为 6～12g，我实际的用量一般都在 15g 以上；麦冬、生地黄养阴生津，津充则燥解；玉竹、石斛益胃润燥；黄芪、党参、白术、五味子益气健脾，气充则津行。诸药配伍，共奏益气养阴润燥之效。患者体重 90kg，药物用量与体重相关。

运用本方时，发热、体温升高者可加石膏 30g、柴胡 20g、七叶一枝花 15g、红豆杉 20g；关节肿痛明显者加制草乌（先煎）10g、延胡索 20g。

医案 4：干燥综合征（肺胃阴虚）

邢某，男，46 岁，务农，河南商丘人，2018 年 5 月 30 日初诊。

【主诉】口干、眼干、咽干 3 年有余。

【病史】于 3 年前开始出现咽干、口干、眼干，后来以上症状进一步加重，并出现关节肿痛、皮肤干燥、大便干、尿赤，有的时候还迎风流泪，吃饭时干燥需要用水来调润。经角膜荧光染色双眼和腮腺造影，符合干燥综合征的诊断。经人介绍就诊。

【检查】精神良好，面色可见黑斑。肢体手指关节肿、压痛。舌质干红，苔薄，脉细。眼部角膜荧光染色双眼（＋），双侧腮腺造影符合干燥综合征诊断，唇腺黏膜活检可见两个淋巴细胞浸润病灶。抗链球菌溶血素 O（－），类风湿因子阳性，红细胞沉降率 38mm/h。患者体重 100kg。

【诊断】干燥综合征。

【辨证】肺胃津伤，阴虚络滞。

【治则】益气养阴，宣肺通络。

【处方】宣肺养阴汤加减：麦冬 24g、天冬 24g、南沙参 20g、北沙参 20g、紫菀 15g、乌梅 15g、石膏 30g、桑白皮 30g、川芎 15g、菊花 30g、甘草 10g、延胡索 20g、白花蛇舌草 20g、水蛭粉 2g（冲服）。10 剂，水煎服，每日 1 剂。

配用：天麻胶囊。

服药 10 剂后，自觉关节疼痛、口干无明显改善。上方去川芎、石膏，加玉竹、石斛、肉苁蓉、枸杞子、牡丹皮各 15g，继服 10 剂。

药后自觉症状好转，关节肿及压痛基本消除；口干、舌干、眼干也有明显好转。舌质红，苔薄白。类风湿因子阳性，红细胞沉降率 28mm/h，去牡丹皮、肉苁蓉加连翘 20g、白芷 20g，以解毒止痛，继服 30 剂后停药，但口干症状未彻底消失。

按：津液的生成与肺、脾、肾有关，津液之所以能够输布全身，依靠肺的宣发肃降。若素体肺阴不足或燥邪内侵，损伤肺阴，使肺的宣发肃降功能失常，津液不能正常输布，则全身各部分失其濡润。方中天冬、麦冬、南沙参、北沙参、石斛养阴生津，紫菀理肺，石膏、连翘清胃热。

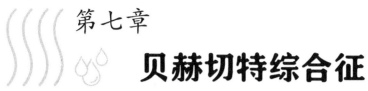

第七章

贝赫切特综合征

第一节　概说

贝赫切特综合征（又称白塞综合征）是一种慢性血管炎症系统性疾病，主要表现为复发性口腔溃疡、生殖器溃疡、眼炎及皮肤损害，也可累及心血管、消化道、神经系统及肺、肾、关节等器官，又称口 - 眼 - 生殖器三联征。

本病临床表现主要如下。

1. 口腔溃疡　几乎所有的患者均有口腔溃疡，溃疡可以发生在口腔的任何部位，多位于舌缘、颊、唇、软腭、咽、扁桃体等处。米粒或黄豆大小，圆形或椭圆形，边缘清楚，深浅不一，底部有黄色覆盖物，周围为一边缘清晰的红晕伴有疼痛。

2. 生殖器溃疡　约 75% 的患者出现生殖器溃疡，病变与口腔溃疡基本相似，但出现次数少。溃疡深大，疼痛剧，愈合慢。

3. 眼炎　约 50% 的患者受累，以前葡萄膜炎最常见。主要表现为视物模糊，视力减退，眼球充血，眼球痛，畏光流泪，异物感和头痛等。

4. 皮肤病变　表现多种多样，有结节性红斑、疱疹、丘疹、痤疮样皮疹、多形红斑、环形红斑、坏死性结核疹样损害、大疱性坏死性血管炎、脓皮病等。

5. 关节损害　表现为相对轻微的局限性、非对称性关节炎。主要累及膝关节和其他大关节。

此外，神经系统损害、消化道损害、血管损害、肺部损害等也很普遍。

本病属于异质性疾病，涉及多种病因，与微生物感染、遗传、环境污染和免疫异常有关。病理基础是血管炎，全身血管均可受累，以小血管和静脉为主。任何年龄均可患病，发病高峰年龄为 16～40 岁，以女性为多，男女之比为 3：4。

中医学的狐惑病表现与本病非常相似。中医认为，狐惑病的病因，有内外之分：内因为素体阴虚内热、肝肾不足、虚火上浮；外因为感受六淫之邪、营卫失和、化热蕴毒、瘀热内盛。其病性为本虚标实，以脾湿肝热、肝肾阴虚为本，湿热毒邪、经络瘀阻为标。早期多为实证，中晚期则多为本虚标实，病机多属湿热毒邪熏蒸。当前临床，多参考《金匮要略》之手段，治以甘草泻心汤、当归赤小豆散、苦参汤等。

第二节 诊断

目前多采用 1989 年制定的国际分类标准。

1. 反复口腔溃疡 由医师观察到或患者说有阿弗他溃疡，1 年内反复发作 3 次。

2. 反复生殖器溃疡 由医师观察到或患者诉说生殖器有阿弗他溃疡或瘢痕，尤其是男性。

3. 眼病变 前和 / 或后葡萄膜炎，裂隙灯检查时玻璃体内可见有细胞出现，视网膜血管炎。

4. 皮肤病变 结节红斑样病变、假性毛囊炎、脓性丘疹（未服用糖皮质激素而出现者）。

5. 针刺试验阳性。

判定： 凡有反复口腔溃疡并伴有其他 4 项中 2 项以上者，可诊为本病，但需除外其他疾病。

第三节 医案

医案1：贝赫切特综合征（湿热熏蒸）

张某，女，62岁，农民，浙江绍兴诸暨人，2019年5月15日初诊。

【主诉】口腔、会阴溃疡半年，伴关节疼痛4年。

【病史】右下肢关节肿痛，间歇性、反复性发作，经治疗未见好转，后出现发热、口腔及会阴部、肛门处溃疡，小便赤，大便有时偏干。在当地医院迭用中西药，效果不佳，特来我处求治。

【检查】畏光流泪，口腔溃疡，上下口唇可见明显溃疡面，凹凸不平，双颊部有白色分泌物，呈条状，不易擦除，张口困难，疼痛。会阴及肛门周围黏膜溃疡，双腕关节变形。口干舌燥，舌质红赤，苔少，脉浮滑。红细胞沉降率81mm/h，类风湿因子阳性。白细胞计数升高。

【诊断】贝赫切特综合征。

【辨证】湿热熏蒸。

【治则】清热除湿，解毒化痰。

【处方】二黄生地汤加减：黄芩15g、黄柏15g、生地黄30g、石膏30g、金银花30g、忍冬藤30g、麦冬15g、甘草12g、威灵仙20g、淫羊藿15g、雷公藤根15g、天荞麦20g、牡丹皮20g。10剂，水煎服，每日1剂。药渣煎汤漱口。

配用：维生素C、维生素B$_2$、维生素B$_6$、环丙沙星。

服药10剂后，口腔及会阴、肛门处溃疡明显好转，双颊白色分泌物消失。脉浮滑，舌质红，左侧及舌根部苔白厚。继前方10剂。口腔溃疡继续好转，红细胞沉降率45mm/h。

继前方基础上去石膏加龙胆草、白花蛇舌草，加大清热解毒的力度，再服20剂，溃疡面已基本消除，但吃辛辣的东西溃疡面加大，为了巩固治疗又服中药20剂。

按：患者有关节疼痛的表现，在当地医院按照一般的关节炎来治疗。其实患者的表现，如口腔溃疡及会阴肛门溃疡，就是贝赫切特综合征的主要症状。从患者整体情况分析，辨证属湿热熏蒸、阴虚火旺。方中的黄柏、黄芩清热利湿，石膏、天荞麦、金银花、忍冬藤泻火解毒；麦冬、生地黄滋阴泻火、生津止渴；威灵仙、淫羊藿、雷公藤祛风利湿；甘草调和诸药。患者体重在100kg左右，在治疗过程中，针对其口腔溃疡，还应用了院内制剂，涂敷在患处，清热解毒兼保护黏膜疮面，效果也是很好的。

医案 2：贝赫切特综合征（气阴两虚）

应某，男，62岁，义乌稠城人，2019年5月18日初诊。

【主诉】口腔、嘴唇溃烂，面部发红，阴茎及尿道口溃疡7年。

【病史】开始大腿上部发痒、发红，后阴部溃烂，小便无力，经各种方法治疗无效。经常用激素软膏涂擦溃处，同时口腔溃烂，面部发红、脱皮，咽喉经常疼痛。每年天气阴冷的时候加重。

【检查】皮肤发红，有脱屑，口唇干裂，可见溃疡面，咽喉部充血，阴茎及尿道口处有点状溃疡。舌质红绛，舌根及两侧有白点状溃疡，舌中间苔厚，脉沉细。类风湿因子阳性，尿微量蛋白220mg/L。

【诊断】贝赫切特综合征。

【辨证】气阴两虚，湿毒留恋。

【治则】补气养阴、清热解毒。

【处方】地黄知柏汤加减：生地黄30g、知母20g、黄柏15g、玄参20g、麦冬15g、金银花20g、忍冬藤30g、玉竹15g、杜仲12g、白花蛇舌草20g、茯苓30g、白术20g、桑寄生20g。10剂，水煎服，每日1剂。

配用：六味地黄丸。

服用10剂后，尿微量蛋白下降到133mg/L。

继服中药10剂，自觉症状继续减轻。

连服中药 30 剂后，尿微量蛋白 20mg/L。小便顺畅，口腔及阴部溃疡基本愈合。

按：方中生地黄、玄参、麦冬、玉竹、知母养阴清热；金银花、忍冬藤、白花蛇舌草、黄柏清热解毒；茯苓、白术健脾利湿；杜仲、桑寄生补肾祛风湿。

医案 3：贝赫切特综合征（湿毒留恋）

张某，男，26 岁，江苏苏州人，2017 年 7 月 29 日初诊。

【主诉】阴囊、口腔溃烂，双眼肿痛，反复发作 3 年。

【病史】患者 3 年前出现口腔溃疡，随后双下肢出现红斑、结节，伴恶寒、低热，继而出现阴囊溃疡，双眼红肿疼痛。在当地医院诊断为"贝赫切特综合征"。用泼尼松等药治疗后，症状反复，得不到有效控制。

【检查】体温 37.5℃，满月脸，双眼红肿，结膜充血，口腔黏膜可见多个 0.3cm×0.3cm 的溃疡，深浅不一，阴囊可见 0.5cm×0.5cm 的溃疡，伴乏力、头晕、纳差，双腕关节红肿，皮肤可见泛发红斑、皮疹，皮肤针刺反应阳性。口干。白细胞 $11.0×10^9$/L，红细胞沉降率 55mm/h。

【诊断】贝赫切特综合征。

【辨证】湿毒留恋。

【治则】清热除湿，凉血解毒。

【处方】公英解毒汤加减：蒲公英 30g、茯苓 50g、黄芩 15g、金银花 30g、黄芪 30g、白术 30g、党参 30g、玄参 30g、白茅根 20g、重楼 20g、生地黄 30g、白花蛇舌草 20g、茜草 20g、甘草 6g、水牛角粉 20g（冲服）。10 剂，水煎服，每日 1 剂。

配用：泼尼松（逐渐减量），外用四黄汤（院内制剂，功效：清热解毒）湿敷患处。

服用 10 剂后症状明显好转，溃疡已愈，白细胞 $5.6×10^9$/L，红细胞沉降率 10mm/h。

激素减量，上方茯苓改为 30g，加人参 10g，水牛角改为 10g，继服中药 10 剂。

20 剂后，临床症状基本消失。以后每月间歇服中药数剂。半年后停药，随访 1 年未见复发。

按：肝、肾、脾三脏虚损为本病的发病基础，湿热瘀毒是本病的主要诱因。方用水牛角细粉清热解毒凉血，用的量也比较大；蒲公英清热解毒利尿；患者因使用了大量激素，体重达 90kg，我在处方中用茯苓50g 来化湿利水；金银花、黄芩、重楼清热除湿；生地黄、茜草、白茅根清热凉血；玄参养阴生津，清热解毒，黄芪、白术、人参补正气，扶正祛邪。诸药合用，有泻有补，有散有收，再配合用四黄汤清热解毒，化腐生肌，内外兼治，故取得了较好疗效。

医案 4：贝赫切特综合征（湿毒留恋）

黄某，男，36 岁，农民，广东韶关人，2019 年 4 月 6 日初诊。

【主诉】口腔及会阴溃疡 2 周。

【病史】两周前无明显诱因发现龟头部及口腔黏膜溃疡，发热，恶寒，关节疼痛，伴双下肢结节性红斑。给予静滴氨苄西林、地塞米松，口服维生素 B_2、板蓝根冲剂等，病情未见好转就诊于我院。

【检查】口腔黏膜有数个 2～6mm 直径大小的疼痛性溃疡，呈圆形，边界明显，表面附有灰白色纤维膜，周围有红晕。龟头、阴囊有散在痛性溃疡。口苦口渴，目赤，面色潮红，周身关节疼痛，双下肢结节性红斑，大便不爽。舌苔白腻少津，脉沉滑。红细胞沉降率 25mm/h，康氏血清反应（－）。

【诊断】贝赫切特综合征。

【辨证】湿毒留恋。

【治则】清热解毒，和中化湿。

【**处方**】甘草泻心汤加减：甘草 30g、龙胆草 24g、黄芩 18g、党参 20g、干姜 18g、栀子 18g、柴胡 18g、黄连 15g、土茯苓 30g、大枣 15g、半夏 15g。10 剂，水煎服，每日 1 剂。

配用：苦参 60g、白鲜皮 30g、雄黄 20g，水煎熏洗阴部。

上法治疗 10 天后病症有明显好转，口腔溃疡减轻，原来直径 2～6mm 减少至 1～2mm，又服前方中药 20 剂，溃疡、口干、口苦、关节疼痛等症状进一步改善。

继服前方 45 剂，服药期间外洗方连用 20 天，患者症状基本消失。

半年后随访基本正常。

按：《金匮要略》"狐惑之为病，状如伤寒，默默欲眠，目不得闭，卧起不安，蚀于喉为惑，蚀于阴为狐，不欲饮食，恶闻食臭，其面目乍赤、乍黑、乍白。蚀于上部则声嘎，甘草泻心汤主之""蚀于下部则咽干，苦参汤洗之"。

对于该患者的治疗，我就是依据经典，用甘草泻心汤，并配合了龙胆泻肝汤。甘草是很有名的中药，老百姓都知道，生甘草于痈疽疮疡、咽喉肿痛，有很好的清热解毒作用，用量要大；龙胆草、栀子、黄芩、黄连、土茯苓清热解毒、清热除湿；半夏、党参和中化湿。在应用中药汤剂内服的同时，还用新鲜中药煎汤熏洗，内外结合，效果较好。

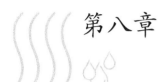

第八章

皮肌炎

第一节 概说

多发性肌炎和皮肌炎均属于炎性肌病的范围，是一组以骨骼肌慢性、非化脓性炎症性病变为主的自身免疫病。本病多侵犯四肢近端及颈部肌群，表现为肌无力、肌痛等，伴有特征性皮疹者称为皮肌炎，常累及全身多个脏器，伴发肿瘤的概率较高。

本病中年发病较多。多数患者有进行性骨盆及肢体近端对称性肌无力，并可蔓延至双肩、上臂、颈部及咽部肌肉，肢体不能移动，不能抬头，吞咽困难，可并有肌痛及肌肉压痛。患者出现皮疹，眼睑、鼻梁、两颊、前额和指甲周围皮肤出现暗紫色红斑，指间关节背面对称性伴有脱屑、红斑，上胸部、四肢伸侧的关节背面等处也可见类似的红斑，毛细血管扩张、色素沉着或色素脱失。有些皮疹有顽固性瘙痒，眼眶周围及口周围水肿，少部分有心、肺、肾脏损害。

皮肌炎特征性皮肤损害有 3 种。

（1）眶周紫红色水肿斑：是特异性体征。累及上下眼睑和眶周，红斑外周有一色淡的圈，形态类似"熊猫眼"。少数患者仅是眶上和额头红斑，称为"向阳性皮疹"。

（2）颈胸充血性斑疹：表现为从双耳根向下到颈前乳头水平线以上呈"V"字形的皮肤毛细血管充血发红，酷似"醉酒貌"，有时可延及上臂伸面。这一体征较多见于恶性肿瘤相关性皮肌炎。

（3）Gottron 斑丘疹：在掌指关节和近端指间关节伸面有紫红色斑丘

疹，顶面扁平，少量脱屑，可伴皮肤萎缩、色素脱失。

其他还有不典型皮疹如手足皮肤皲裂和过度角化伴甲根红斑等。

皮肌炎属中医"皮痹""发斑""阴阳毒"等范畴。其病机主要是风寒诸邪侵淫肌肤，凝结腠理，闭阻不通，造成津液失布，日久耗伤气血，导致气血亏损，肌腠失养，脉络瘀阻，皮肤顽硬萎缩。根据主要病因病机及病程症状表现，可分为风热犯肺证、热毒炽盛证、内陷心营证、寒湿入络证、脾虚湿困证、肝肾阴虚证等。在长期临床实践中，我体会到补脾、补肺、补肾是治疗的关键，这三脏功能的增强有利于肌肉功能的恢复。

第二节　诊断

1. **对称性近端肌无力表现**　肢带肌和颈前伸肌对称性无力，持续数周至数月，伴或不伴食管或呼吸肌受累。

2. **肌肉活检异常**　肌纤维变性、坏死，细胞吞噬、再生、嗜碱变性，核大，核仁明显，筋膜周围结构萎缩，纤维大小不一，伴炎性渗出。

3. **血清肌酶升高**　血清骨骼肌激酶升高，如肌酸激酶、醛缩酶、谷草转氨酶、谷丙转氨酶和乳酸脱氢酶。

4. **肌电图示肌源性损害**　肌电图有三联征改变，即时限短、小型的多相运动电位；纤颤电位，正弦波；插入性激惹和异常的高频放电。

5. **典型的皮肤损害**　包括①向阳性皮疹：眼睑呈淡紫色，眶周水肿；② Gottron 征：掌指关节及近端指间关节背面的红斑性鳞屑疹；③在双侧膝、肘、踝等关节及面部、颈部和上半身出现的红斑性皮疹。

第三节　医案

医案1：皮肌炎（湿热阻滞）

张某，女，46岁，农民，浙江兰溪人，2018年7月16日初诊。

【主诉】面部红斑，双侧上肢红肿、胀，出现斑块2月余。

【病史】2个月前在鼻根部及胸肋部见红斑，咽喉部有异常感，到当地医院就诊，怀疑为过敏，外用膏药未见效。又到市医院治疗认为是皮肌炎，经过抗炎、抗过敏治疗，双侧上肢可见明显水肿、发胀、发硬，三角肌下面可见红斑及肿块，双侧下肢下蹲困难。C反应蛋白8.7mg/L，红细胞沉降率29mm/h，抗核抗体阴性，肺有少量炎性渗出。

【检查】面部及鼻根部深处可见蝴蝶斑、红斑，太阳照射后，面部发红，有光过敏现象，扁桃体及咽喉充血。双侧上肢皮肤发紧、发亮，压紫块处发硬，腋下可见红斑块，指掌部明显水肿，活动受限。脉沉，舌质紫红，苔薄白。红细胞沉降率31mm/h，白细胞总数9.7×10^9/L，中性粒细胞百分比77%，类风湿因子阴性，尿常规未见明显异常。

【诊断】皮肌炎。

【辨证】湿热阻滞，脉络不畅。

【治则】清热除湿，活血通络。

【处方】青藤云实方加减：青藤根30g、闹羊花根15g、云实根30g、雷公藤根15g、防己15g、淫羊藿15g、泽泻15g、川牛膝20g、黄芪30g、天荞麦20g、知母15g、白术20g、白芍15g。10剂，水煎服，每日1剂。

配用：头孢拉定、甲磺酸培氟沙星、甲氨蝶呤。

服药前10剂后小便量增加，双侧上肢皮肤发软，肿胀明显消退，三角肌下的肿块明显减小，色变浅，上肢活动明显改善。汗量增加。脉沉，舌质淡，苔薄白。

前方中药去泽泻,加白花蛇舌草、七叶一枝花,再服 10 剂。皮肤红斑及症状明显好转。患者再次到某三甲医院检查,诊断为"皮肌炎"。因为在我这里治疗效果明显,继续接受治疗。

按:青藤根这味药物我是很熟悉的。小时候,爸爸经常关节痛,关节红肿,严重时无法行走,就把一些新鲜青藤根捣烂敷在关节上,后来关节肿痛消失。这个印象是很深刻的。闹羊花根、云实根、雷公藤根是风湿病专用药,有祛风止痛清热的作用;防己、淫羊藿、川牛膝、泽泻补肾、祛风、利水;黄芪、白术健脾益气;天荞麦、知母清热解毒。后又加白花蛇舌草、七叶一枝花来加强清热解毒作用。患者在我院治疗的时间不长,但效果还是明显的。

青藤云实方加减法:肌肉及四肢无力加党参 20g、当归 15g;有虚热者可加地骨皮 15g、生地黄 30g、黄连 15g;关节伸展不利可加独活 15g、桑寄生 15g;皮肤痒、有斑,加白鲜皮 20g、地肤子 15g。

医案 2:皮肌炎(寒湿闭阻)

林某,男,56 岁,农民,浙江东阳歌山人,2019 年 4 月 25 日初诊。

【主诉】周身肌肉关节疼痛、发困、发凉约 2 年。

【病史】2 年前在无明显诱因的情况下,颈及肩胛部、背部区出现疼痛、麻木、酸胀,痛苦难以名状。四肢无力、麻木,活动困难,不能下床走路。到某省级医院查红细胞沉降率 120mm/h,C 反应蛋白 50mg/L,诊断为"皮肌炎",经用激素等治疗后,情况好转。现一直服用泼尼松(每天 15mg),但肩胛部肌群一直发胀、发困,红细胞沉降率 40mm/h 左右。听人介绍前来求治。

【诊断】皮肌炎。

【辨证】寒湿闭阻。

【治则】祛风散寒,解筋通络。

【处方】雷公云实方加减:雷公藤根 15g、云实根 30g、青藤根

30g、闹羊花根 15g、桂枝 10g、防己 15g、淫羊藿 15g、威灵仙 15g、泽泻 15g、川牛膝 20g、黄芪 30g、天荞麦 20g、知母 15g、茯苓 20g、白术 20g、白花蛇舌草 20g、水蛭粉 2g（冲服）。10 剂，水煎服，每日 1 剂。

服药后肩及肩胛部肌群疼痛、酸胀、发困明显好转。

继服中药 10 剂，查红细胞沉降率 49mm/h。在原方的基础上服药 30 剂，泼尼松逐步减量至每天 5mg，病情稳定。

为巩固疗效，在前方基础上去白花蛇舌草、天荞麦，加白芍、党参、杜仲、菟丝子，继服 60 剂。红细胞沉降率降至 15mm/h，泼尼松每天 2.5mg，病证未见反复。

按：本病病机为寒凝气血，遏阻阳气，不能温煦四末，脉络闭阻，故见关节肌肉沉重、身困、无力，关节无红肿。方中的雷公藤根、云实根、青藤根、闹羊花根是治疗风湿病的专用药，具有抗炎、镇痛、祛风湿的作用；桂枝通络；防己、淫羊藿、威灵仙、川牛膝、泽泻祛风利湿、补肝肾；黄芪、茯苓、白术健脾利湿、补益元气；杜仲、菟丝子温补肝肾。

雷公云实方加减法：发热、体温升高者可加石膏 30g、柴胡 20g；肢体关节肌肉红斑者加七叶一枝花 15g、红豆杉 20g；关节肿痛明显者加制草乌（先煎）15g、延胡索 20g；肌肉及四肢无力加党参 20g、当归 15g。

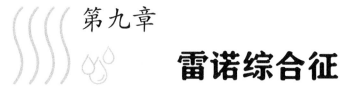

第九章

雷诺综合征

第一节　概说

雷诺综合征指供应肢端的血液循环受阻时出现的一组症候群，是血管神经功能紊乱所引起的肢端小动脉痉挛性疾病，以阵发性四肢肢端（主要是手指、脚趾，有时也累及耳、鼻）对称的间歇发白、发绀和潮红为其临床特点。

目前临床一般根据症状分为以下两类。

（1）雷诺病：即原发性雷诺综合征，是在没有任何潜在疾病下自然发生的，通常不引起残疾，但是患者要经历明显的疼痛和不适。

（2）雷诺现象：即继发于系统性红斑狼疮、硬皮病或动脉硬化症。

雷诺综合征经常是许多结缔组织疾病的首发症状，并且预示病情严重。

本病临床表现主要如下。

（1）典型发作过程：起病缓慢，一般在受寒冷刺激后，尤其是手指接触低温后，及情绪激动后发作。发作时，手指皮肤颜色变白，继而发绀，常先从指尖开始，后波及整个手指，甚至手掌。伴有局部冷、麻、针刺样疼痛，或其他异常感觉。发作持续数分钟后可自行缓解。

（2）多呈对称性发作：受累手指往往两手对称，小指和无名指常常最先受累，后则波及其他的手指，而拇指因其血液供应比较丰富，故多不受累，下肢受累者亦少见。

（3）病重者可致皮肤硬化、指尖溃疡、坏疽。

本病发病年龄多在 20～30 岁之间。多见于女性，男、女发病率之比为 1∶10。

本病属中医"手足厥寒""寒痹""脉痹"等范畴。汉代张仲景的《伤寒论》中即有"手足厥寒，脉细欲绝者，当归四逆汤主之"。至清代《医宗金鉴》又进一步论述："脉痹，脉中血不和而色变也。"综观历代医家论述，多认为气虚血瘀、阳虚寒盛为发病的主要因素，而情志刺激和寒邪乘袭为发病的重要条件，治疗上注重益气化瘀与温阳散寒相结合，当归四逆汤、黄芪桂枝五物汤等在临床中是常用的方剂。

第二节 诊断

本病的诊断主要依据典型的临床表现：①发作由寒冷或情绪激动所诱发；②两侧对称性发作；③无坏死或只有很小的指（趾）端皮肤坏死。结合激发试验和指动脉压测定可鉴别痉挛型和梗阻型，通过特殊血液检查，部分患者可找出致病的原因。

本综合征主要应与手足发绀症、网状青斑、红斑性肢痛症和正常人暴露于冷空气中体表血管暂时痉挛的状况相鉴别。同时还必须注意，本病还可发生于偏头痛和部分变异性心绞痛的患者。

第三节 医案

医案 1：雷诺综合征（风寒湿阻，脉络不通）

红某，女，35 岁，农民，江苏阜宁人，2016 年 4 月 9 日初诊。

【主诉】手指间歇性发白、发紫、发黑约 1 年多，伴肢体关节疼痛、肿胀半年。

【病史】2015 年流产后，出现肢体关节疼痛、伸屈不利等症状，随后出现手指间歇性变白、发绀、发黑，双侧下肢关节肿胀，下蹲困难。天气变暖时好转，寒冷时加重。在当地医院治疗未见好转，平时服用泼尼松，维持量 10mg/ 天。经人介绍来到本院治疗。

【检查】面部光亮、唇紫，肢体发胖，双侧上肢手指关节青紫，呈梭形肿胀，有压痛。双膝关节压痛，下蹲困难。心尖处可闻收缩期杂音。舌质淡红，苔薄白，脉沉细无力。红细胞沉降率 106mm/h，C 反应蛋白 17.1mg/L，类风湿因子 226IU/ml，抗 O 249IU/ml，尿微量蛋白 20mg/L。

【诊断】雷诺综合征。

【辨证】风寒湿阻，脉络不通。

【治则】祛风散寒，除湿通络。

【处方】麻黄蠲痹汤加减：麻黄 15g、丹参 20g、当归 20g、川芎 15g、桂枝 15g、黄芪 30g、羌活 15g、独活 15g、秦艽 20g、忍冬藤 30g、细辛 10g、木香 15g、制附子 15g、威灵仙 15g、淫羊藿 15g。5 剂，水煎服。

服药 5 剂后，肢体及手指感觉温暖，症状明显好转。再服中药 40 剂，复查红细胞沉降率 65mm/h，C 反应蛋白 7.5mg/L，患者自觉症状又进一步好转。考虑到红细胞沉降率高等炎症指标明显，方中再加七叶一枝花 12g、白花蛇舌草 20g、红豆杉 20g，再服中药 30 剂。复查红细胞沉降率下降至 35mm/h。守方又服中药 30 剂，症状消失，红细胞沉降率指标恢复正常。

按：麻黄、羌活、独活、秦艽、忍冬藤、威灵仙祛风宣痹、清热解毒；桂枝、细辛、制附子温经散寒、通络除湿；木香、当归理气活血；黄芪益气固表；淫羊藿补益肝肾。

医案 2：雷诺综合征（风寒外袭，血脉瘀滞）

方某，女，54 岁，农民，台州临海人，2020 年 10 月 3 日初诊。

【**主诉**】双手、足间歇性发白、发紫、发黑、发红4年余。

【**病史**】4年前受凉后发生手指及脚趾皮肤间歇性发白、发紫、发红，伴双手诸关节疼痛，未接受药物治疗。

【**检查**】血压167/109mmHg，指关节肿、压痛，有僵硬感。左手小指近端指间关节略肿胀、变形，双手皮温偏低，肤色正常。舌苔白、略厚，脉浮弦。红细胞沉降率10mm/h，C反应蛋白2.4mg/L，类风湿因子184IU/ml，抗O 167IU/ml。

【**诊断**】雷诺综合征。

【**辨证**】风寒外袭，血脉瘀滞。

【**治则**】祛风散寒，活血化瘀。

【**处方**】黄芪丹参方加减：黄芪30g、丹参20g、当归20g、川芎18g、桂枝18g、葛根30g、秦艽20g、细辛10g、红花12g、防风15g、伸筋草20g、桑寄生20g、桃仁12g、地龙12g。5剂，水煎服。

服药5剂后，雷诺现象有明显好转。

再服40剂停药。其间，关节疼痛明显时加延胡索、威灵仙、淫羊藿；胃口不佳时加山楂、麦芽、谷芽；畏风怕冷明显时，加制附子、肉桂。

后随访病情无反复，患者正常生活。

按：黄芪补气通络；丹参、当归、川芎、桂枝、红花、地龙、桃仁、伸筋草补血、活血、通络；秦艽、防风、桑寄生、葛根祛风利湿；细辛止痛、温阳。在我的方子中，细辛用量比较大，读者如没有相关经验，使用细辛时要遵守《药典》规定，不要随意增大用量。

医案3：雷诺综合征（风寒外袭，血脉瘀滞）

蒋某，女，46岁，农民，温州苍南人，2006年10月10日初诊。

【**主诉**】双手指间歇性发白、发紫、发黑、发红5年，近年来加重。

【**病史**】5年前外伤后出现双手指间歇性发白、发紫、发黑、发红，气候变化、天气寒冷时症状加重，每年到冬天时双手指都要生冻疮。在温州某医院就诊，诊断为"雷诺综合征"，给予中西药治疗症状有所缓解，停药后又反复加重。

【检查】血压 137/85mmHg，面色苍白，指关节肿痛，有僵硬感，双手皮温偏低，肤色正常。舌质淡，苔薄白，脉沉细而弱。红细胞沉降率 45mm/h，C 反应蛋白 20mg/L，类风湿因子 220IU/ml，抗 O 177IU/ml。

【诊断】雷诺综合征。

【辨证】风寒外袭，血脉瘀滞。

【治则】祛风散寒，活血化瘀。

【处方】温经通脉汤加减：当归 20g、桂枝 10g、芍药 15g、甘草 12g、木通 15g、细辛 10g、制附子 15g、川芎 12g、秦艽 20g、黄芪 30g、伸筋草 20g、大枣 10 枚、水蛭粉 2g（冲服）。5 剂，水煎服，每日 1 剂。

服药后患者自觉手指关节疼痛减轻，酸麻症状好转，但其他症状改善不明显。舌体偏红，苔较厚，大便较干燥，胃口欠佳。在原方基础上加酒大黄 10g、山楂 20g、麦谷芽各 15g。服药后感到大便通畅，胃口好转，腹部感觉轻松，雷诺症状明显减轻，发作次数也明显减少。复查红细胞沉降率 35mm/h，C 反应蛋白 10mg/L，类风湿因子 165IU/ML，抗 O 87IU/ML。

再服 60 剂症状消失，停药。

按：温经通脉饮是由当归四逆汤和大黄附子汤加减而来，在这个方子当中我们又加了一些黄芪、川芎、秦艽、伸筋草，这样有利于脉络的通畅。在二诊时有大便干燥，所以又加了酒大黄来通便。

医案 4：雷诺综合征（气虚寒凝，脉络瘀阻）

樟某，女，32 岁，农民，杭州萧山人，2015 年 3 月 12 日。

【病史】双手指苍白，青紫，得温减轻，两手下垂时伴手指麻木、刺痛，每年到冬天时双手指怕冷、怕风，经常生冻疮。在当地医院诊断为"雷诺综合征"，治疗有效，但停药后又反复加重。慕名前来就诊。

【检查】面色苍白，双手指关节略肿胀、变形，双手皮温偏低。舌质淡紫，苔薄白，脉细涩。红细胞沉降率 35mm/h，C 反应蛋白 28mg/L，类风湿因子 187IU/ml，抗 O 200IU/ml。

【诊断】雷诺综合征。

【辨证】气虚寒凝，脉络瘀阻。

【治则】益气活血，温经通脉。

【处方】补阳还五汤加减：当归 24g、地龙 12g、川芎 15g、桃仁 12g、赤芍 15g、红花 15g、桂枝 12g、黄芪 30g、伸筋草 20g、鸡血藤 20g、络石藤 20g、鸡内金 12g、水蛭粉 2g（冲服）。5 剂，水煎服，每日 1 剂。

服药后患者自觉症状未见明显好转。

在前方的基础上去鸡内金、络石藤，加制附子 12g、杜仲 15g、补骨脂 15g、肉苁蓉 15g，以增强温阳之力，继服 10 剂。症状明显减轻。复查红细胞沉降率 35mm/h，C 反应蛋白 10mg/L，类风湿因子 165IU/ml，抗 O 87IU/ml。

在前方的基础上适当加减，再服 60 剂。患者症状消失，感到周身温暖，停药。

按：雷诺现象是由于各种原因引起肢端小动脉痉挛，造成毛细血管血液凝滞、血流不畅，可归属中医瘀证范畴，以气虚阳微、寒凝络痹为多见，可治以益气活血、温经通阳之法，方用补阳还五汤加减。

黄芪振奋阳气，激发血行；地龙通经活络；当归、赤芍、川芎、红花、桃仁活血化瘀以通血脉；桂枝温经通阳。在此基础上加伸筋草、鸡血藤、络石藤等通络之品。二诊时又加温阳之品，以增效力。

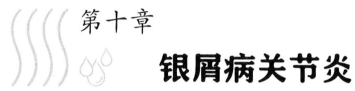

第十章

银屑病关节炎

第一节　概说

银屑病关节炎是一种与银屑病相关的炎性关节病，具有银屑病皮疹并导致关节和周围组织炎症，部分患者可有骶髂关节炎和/或脊柱炎，病程迁延、反复，晚期可出现关节强直，导致残毁。约75%的银屑病关节炎患者皮疹出现在关节炎之前，可见较严重的红斑表现，多首发肘部，继至下肢、肩胛、后背。约80%银屑病关节炎患者有指（趾）甲斑点状凹陷、甲板不平、横沟及甲床脱离等指（趾）甲损害。

银屑病关节炎的表现如下。

1. **关节表现**　可以分为五种类型。

（1）单关节炎或少关节炎型：最为常见，约占70%，通常只累及单个或二三个关节，以手、足远端或近端指（趾）间关节多见，膝、踝、髋、腕关节亦可受累，分布不对称，由于伴发腱鞘炎症，受损指（趾）可呈典型的腊肠指（趾），常伴有指（趾）甲病变。

（2）远端指间关节炎型：病变累及远端指间关节，它几乎总是伴发银屑病指甲病变。

（3）残毁性关节炎型：受累指、掌、跖骨可发展到严重的骨溶解，指节为望远镜式的套叠状，关节可强直、畸形。常伴发热、体重下降和严重而广泛的皮肤病变，经常伴发骶髂关节炎。

（4）对称性多关节炎型：病变以近端指（趾）间关节为主，可累及远端指（趾）间关节及大关节如腕、肘、膝和踝关节等。此型受累的关节数目一般不及类风湿关节炎多，畸形程度亦较轻。

（5）脊柱炎型：以脊柱和骶髂关节病变为主。

2. 皮肤表现　主要依靠存在银屑病而与其他炎性关节病相区别。表现为丘疹或斑块，圆形或不规则形，上覆盖有银白色鳞屑。刮除鳞屑后为发亮的薄膜，再轻刮薄膜可见点状出血。

3. 指（趾）甲表现　指（趾）甲病变也是银屑病关节炎的特征性改变，约80%的患者有指（趾）甲病变，而无关节炎的银屑病患者指甲病变仅占20%。最常见的指（趾）甲损害是顶针样凹陷，其他表现有指甲脱离，甲下角化过度、增厚、横嵴及变色。

4. 其他表现

（1）全身症状：少数有发热、体重减轻和贫血等。

（2）系统性损害：眼部病变如结膜炎、葡萄膜炎、虹膜炎和干燥性角膜炎等。少数患者可以出现主动脉瓣关闭不全、传导阻滞，肺纤维化及淀粉样变等。

（3）附着点炎：跟腱和跖腱膜附着部位的附着点炎可表现为足跟痛。

本病与中医学痹病中的尪痹、历节病、骨痹和肾痹较为相似。其皮肤损害则相当于"白疕""蛇虱""疕风"等病种。多由机体阴阳失调，复感外邪所致。或因素体阳虚复感风寒湿邪，或因素体阳盛，内有蕴热复感阳邪，内外相合，闭阻经络，阴津营血不能达于肌表，由此造成皮肤关节等损害。

第二节　诊断

1. **指标Ⅰ**　银屑病，累及皮肤或指甲。

2. **指标Ⅱ**　外周关节病变，包括4项。

（1）远端指间关节疼痛、软组织肿胀和/或活动受限，持续4周以上。

（2）不对称性外周关节疼痛、软组织肿胀和/或活动受限，包括腊肠指（趾），持续 4 周以上。

（3）持续 4 周以上的对称性外周关节炎，类风湿因子阴性或无皮下结节。

（4）放射学检查显示"带帽铅笔"样畸形，末端指骨变尖，绒毛状骨膜炎和关节骨性强直。

3. 指标Ⅲ 中轴关节病变，包括 3 项。

（1）脊柱疼痛、僵硬伴运动受限，持续 4 周以上。

（2）符合纽约标准的 2 级对称性骶髂关节炎。

（3）3 级或 4 级单侧骶髂关节炎。

确诊银屑病关节炎须符合指标Ⅰ和指标Ⅱ或Ⅲ中的 1 项。

本病与中医学痹病中的尪痹、历节病、骨痹和肾痹较为相似。其皮肤损害则相当于"白疕""蛇虱""疕风"等病种。多由机体阴阳失调，复感外邪所致。或因素体阳虚复感风寒湿邪，或因素体阳盛，内有蕴热复感阳邪，内外相合，闭阻经络，阴津营血不能达于肌表，由此造成皮肤关节等损害。一般分为风寒阻络证、血热风燥证、湿热蕴结证、热毒炽盛证、肝肾亏虚证等。

本病实验室检查无特异性，病情活动时红细胞沉降率加快，C 反应蛋白升高，IgA、IgE 增高，补体水平增高。可有轻度贫血，重症患者可有高尿酸血症。该病一般是有红斑病的发生后再发生关节炎的证候，也有些在临床上以皮疹入院，以为来诊治是红斑患者，出现这些情况还需认真对待。

第三节　医案

医案 1：银屑病关节炎（湿热流注）

蒋某，男，26 岁，经商，浙江东阳人，2020 年 8 月 25 日初诊。

【病史】在无明显诱因下前额部出现指甲大小红斑伴脱屑，边界清楚、发痒，未予重视，仅在当地诊所进行外治。自 2020 年下半年开始发觉红斑渐多，并融成片状，并扩展至四肢躯干。至省城某院就诊，诊断为"银屑病"，给予外用药治疗。用药后有好转，停药则加重。2 个月前患者感觉腰背酸痛，前往医院检查，HLA-B27 阳性，红细胞沉降率 76mm/h，白细胞 10.2×10^9/L，诊断为银屑病关节炎。

【检查】全身皮肤可见大片融合红斑，伴脱屑，边界清楚，无脓疱。膝、腰背部叩击痛。舌质淡红，苔薄白，脉沉细。红细胞沉降率 96mm/h，类风湿因子阴性。

【诊断】银屑病关节炎。

【辨证】湿热流注。

【治则】清热除湿，补肾强腰。

【处方】菟丝巴戟方加减：菟丝子 15g、巴戟天 15g、狗脊 30g、肉苁蓉 15g、杜仲 12g、川牛膝 15g、黄芪 30g、生地黄 30g、丹参 20g、当归 20g、茯苓 30g、白术 20g、白花蛇舌草 15g、七叶一枝花 12g、雷公藤根 15g、红豆杉 15g、水蛭粉 2g（冲服）。10 剂，水煎服，每日 1 剂。

服药后自觉皮肤红斑明显消退，膝、肘关节肿痛已好转，复查红细胞沉降率 56mm/h。

又服中药 30 剂，自觉症状明显消除，接受长期治疗。

按：患者因为治疗不及时，到我这里来治疗时，症状已经比较严重了，红细胞沉降率也高达 96mm/h。方用菟丝子、巴戟天、肉苁蓉、川牛膝、狗脊、杜仲温补肾阳；生地黄滋阴补肾；丹参、当归、茯苓、白术活血化瘀、健脾除湿；白花蛇舌草、七叶一枝花、红豆杉、雷公藤根清热解毒。

医案 2：银屑病关节炎（风湿热毒）

陈某，男，48 岁，经商，浙江建德人，2021 年 5 月 18 日初诊。

【主诉】肢体及胸部可见红斑约 3 年左右，腕、踝关节肿痛 1 年。

【检查】双侧上肢皮肤红斑，发痒，腕、踝关节有压痛，伴肿胀，脉沉细，舌质淡红，偏干。类风湿因子阳性，C 反应蛋白 9.5mg/L，红细胞沉降率 38mm/h。

【诊断】银屑病关节炎。

【辨证】湿热壅盛。

【治则】清热解毒，祛风利湿。

【处方】风湿五号方加减：闹羊花根 15g、青藤根 30g、云实根 30g、雷公藤根 15g、桂枝 15g、防己 15g、威灵仙 15g、淫羊藿 15g、泽泻 15g、川牛膝 15g、黄芪 30g、天荞麦 20g、知母 15g、白花蛇舌草 15g、茯苓 30g、白术 20g。5 剂，水煎服，每日 1 剂。

服药后自觉腕、踝关节及肌肉疼痛减轻。

按：方中的闹羊花根、青藤根、云实根及雷公藤根是风湿病的常用中草药，有抗炎镇痛的作用；防己、威灵仙、淫羊藿、泽泻、川牛膝祛风利湿；黄芪益气固腠；天荞麦、知母、白花蛇舌草清热解毒。

医案 3：银屑病关节炎（风湿热毒）

单某，男，55 岁，务农，福建漳州人，2018 年 4 月 28 日初诊。

【主诉】膝关节疼痛，下蹲困难 2 年，双侧下肢有皮肤红斑约 5 年。

【检查】面部肤色正常，双侧下肢腓肠肌处可见皮肤上有红斑点，经抓后可见红色斑块，皮肤增厚。双侧膝关节肿，压痛，下蹲困难。舌质淡红，苔薄白，脉浮滑。类风湿因子 55IU/ml，C 反应蛋白 8.5mg/L，红细胞沉降率 23mm/h。

【诊断】银屑病关节炎。

【辨证】风湿热毒。

【治则】清热解毒，消肿止痛，祛风利湿。

【处方】风湿五号方加减：青藤根 30g、闹羊花根 15g、云实根

30g、雷公藤根 15g、桂枝 15g、防己 15g、威灵仙 15g、淫羊藿 15g、泽泻 15g、川牛膝 15g、黄芪 30g、天荞麦 20g、知母 15g、白花蛇舌草 15g、茯苓 30g、白术 20g。5 剂，水煎服，每日 1 剂。

配用： 甲氨蝶呤片。

在局部红斑处涂擦院内制剂风湿五号方膏。

服药后自觉关节肿痛减轻，皮肤腓肠肌处的红斑好转。

又继服前方中药 10 剂，复查类风湿因子 35IU/ml，C 反应蛋白 5mg/L，红细胞沉降率 18mm/h。上方加七叶一枝花 15g、红豆杉 20g，再服用 20 剂。关节肿痛及红斑消除，能自己参加生产劳动。

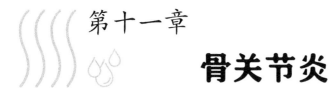

第十一章

骨关节炎

第一节　概说

骨关节炎是最常见的风湿性疾病之一，骨关节炎又称增生性关节炎、肥大性关节炎、退行性关节炎或骨关节病，是一种关节软骨的非炎症性退行性变，并在关节边缘有骨赘形成。临床以关节疼痛、活动受限和关节畸形为主要表现。骨关节炎根据其病因可分为原发性骨关节炎和继发性骨关节炎。好发于负重大、活动多的关节，如膝、手、髋、脊柱等。

病因及发病机制至今未明，一般认为与遗传、年龄、肥胖、职业、体力劳动、外伤及雌激素水平下降等因素有关。目前认为，骨关节炎是多因素相互作用的结果，即由于各种原因引起关节软骨纤维化、劈裂、溃疡、脱失而致的全关节疾病，包括软骨退变、软骨下骨硬化或囊性变、关节缘骨赘形成、滑膜增生、关节囊挛缩、肌肉萎缩无力等。

本病在中医学称为"骨痹"，本病的形成，乃正虚邪实之变。正虚是肾元亏虚、肝血不足、脾气虚弱等，致骨失所养，筋骨不坚，不能束骨而利机关。邪实是外力所伤、瘀血内阻或外邪侵袭，经脉闭阻。邪实、正虚往往交杂兼并为患。

本病辨证首当明虚实之主次： 属劳损为主者，以虚证突出，尤以肝肾亏虚为本；属外伤等引起者，以瘀滞为主要表现，到后期病证复杂，虚实共见，缠绵难愈。其次，尚须辨清病位，即在颈、在腰、在上肢或在下肢之所在。中医辨证一般分为肾虚髓亏证、肾阳亏虚证、寒凝瘀阻证、气血两虚证、肾虚血瘀证等。

农村劳动人民中患病人数较多，特别是老年患者，看到他们的痛苦我也很难过，会想办法医治，在这个过程中，也积累了一些经验。

第二节　诊断

目前，多采用美国风湿病学会的诊断分类标准。

一、手骨关节炎

1. 近 1 个月大多数时间有手关节疼痛、发酸、发僵。

2. 10 个指间关节中，骨性膨大关节 ≥ 2 个。

3. 掌指关节肿胀 ≤ 2 个。

4. 远端指间关节骨性膨大关节 > 2 个。

5. 10 个指间关节中，畸形关节 > 1 个。

满足 1 + 2 + 3 + 4 条或 1 + 2 + 3 + 5 条可诊断为手骨关节炎。

注： 10 个指间关节为双侧第二、三远端及近端指间关节，双侧第一腕掌关节。

二、膝骨关节炎

1. 近 1 个月大多数时间有膝关节疼痛。

2. 有骨摩擦音。

3. 晨僵 ≤ 30 分钟。

4. 年龄 ≥ 38 岁。

5. 有骨性膨大。

满足 1 + 2 + 3 + 4 条，或 1 + 2 + 5 条或 1 + 4 + 5 条，可诊断为膝骨关节炎。

三、髋骨关节炎

1. 近 1 个月大多数时间髋痛。

2. 红细胞沉降率 ≤ 20mm/h。

3. X 线片示骨赘形成。

4. X 线片示髋关节间隙狭窄。

满足 1 + 2 + 3 条或 1 + 2 + 4 条，或 1 + 3 + 4 条者，可诊断为髋骨关节炎。

第三节　医案

医案 1：骨关节炎（肝肾不足）

张某，男，60 岁，农民，江苏无锡人，2008 年 5 月 23 日初诊。

【主诉】双手手指关节肿胀、疼痛，膝关节肿胀疼痛，行走困难12 年。

【病史】12 年前手指关节疼痛、压痛，后手指关节变形，有时可见关节皮肤有些发红，去年开始双膝关节肿胀疼痛，活动时加重，早上起床尤甚，秋冬寒冷季节加重，春夏自觉减轻。在当地医院确诊为骨关节炎。

【检查】体形消瘦，行走略有颠跛，膝关节肿胀较甚，膝关节拍片可见骨质增生。双手关节肿胀变形，皮肤稍红。舌质淡，苔薄白，脉沉细弱。

【诊断】骨关节炎。

【辨证】肝肾不足，筋骨失养，脉络闭阻。

【治则】补气养血，补肝益肾。

【处方】牛膝桂枝汤加减：牛膝 20g、山茱萸 15g、当归 20g、白芍20g、杜仲 15g、狗脊 30g、穿山甲 10g、生姜 15g、大枣 10g。10 剂，水煎服。

另用药渣加伸筋草 30g、米醋 100g，再煎半小时，用药液熏洗关节。

用药后，症状改善不明显，在原方的基础上加温补肾阳的中药，菟丝子 15g、制附子 12g、鹿角片 12g、巴戟天 15g，再服 10 剂。自觉效果明显，连用 30 天后停药。第 2 年复查，患者疼痛和肿胀基本消除。

按：方中牛膝活血通经；山茱萸益气补元；当归、白芍补血养血；穿山甲祛瘀通络；狗脊、杜仲、巴戟天、菟丝子等温补肝肾，强壮腰膝。

医案 2：骨关节炎（寒湿阻滞）

任某，女，35 岁，农民，浙江宁波人，2005 年 8 月 13 日初诊。

【主诉】手指关节肿痛、僵硬，踝关节疼痛，行走不便 2 年。

【病史】患者经常在水中作业抓鱼，有关节酸痛症状，常自行服用吲哚美辛。近来踝关节和脚趾关节肿痛，经拍片诊断为骨质增生，服药已不能缓解。经人介绍来我院治疗。

【检查】面部轻度肿胀，行走略有颠跛，踝关节肿胀较甚。拍片可见骨质增生。双手关节肿，变形，皮肤稍红。舌质淡，略有齿痕，有瘀斑，苔白腻，脉沉弦细。

【诊断】骨关节炎。

【辨证】寒湿痰瘀，气血阻滞，脉络不通。

【治则】散寒除湿，化痰散瘀。

【处方】薏仁消痛汤加减：薏苡仁 50g、千年健 15g、钻地风 15g、乳香 15g、没药 15g、杜仲 15g、狗脊 20g、全蝎 10g、胆南星 10g、白芍 15g、桂枝 15g、木瓜 15g、制草乌 10g（久煎）、甘草 10g。10 剂，水煎服。

服药后，关节肿胀稍见消退，疼痛未减轻。

在前方的基础上去白芍、千年健、狗脊，加川牛膝 20g、苍术 20g、茯苓 20g、延胡索 20g，又服 10 剂。

自觉服后疼痛减轻。随症加减继续服用 20 剂后停药。

按：患者从事水中作业，关节疼痛与寒湿侵袭干系最大，病情迁延，气血津液代谢障碍，则导致痰生瘀阻，寒、湿、痰、瘀胶结为患，为病机关键。方中薏苡仁利湿，我一般要用 30～50g，药量太小无济于事；胆南星祛痰湿；桂枝温通；乳香、没药、全蝎活血散瘀，通络止痛，全蝎的剂量一般要用 10g，才能达到通络的目的；千年健、钻地风祛风湿止痛消肿；白芍、甘草缓急止痛；杜仲、狗脊补肾壮骨。复诊时在利湿止痛方面再加药物。

薏仁消痛汤加减法：发热加知母；寒重者加制附子；风重者加独活、防风；上肢痛者加桑枝；下肢痛者加川牛膝；上下肢俱痛者加威灵仙。

医案 3：骨关节炎（风寒闭阻）

黄某，女，64 岁，农民，浙江温州瑞安人，2017 年 8 月 10 日初诊。

【主诉】手指关节疼痛、肿胀、变形，活动受限约 2 年。

【病史】双侧手指关节不知不觉地开始疼痛、肿、变形，当地医院诊断怀疑为"类风湿关节炎"，但各项检查又不支持，服过多种中西药但见效不明显，症状进一步加重。母亲也有类似的疼痛。经人介绍来我院治疗。

【检查】双侧手指关节肿胀、压痛、变形。舌淡苔白，脉沉紧。X 线示：双手指关节骨质增生。血常规正常。

【诊断】骨关节炎。

【辨证】风寒闭阻。

【治则】散寒除湿，祛风通络。

【处方】乌头白术汤加减：制川乌（久煎）15g、炙黄芪 30g、麻黄 15g、白芍 20g、炙甘草 12g、桂枝 15g、炒白术 20g、制附子（久煎）

15g、防风 15g、五加皮 15g、木瓜 15g。10 剂，水煎服，每日 1 剂。

配用： 复方硫酸软骨素片、双氯芬酸钠缓释胶囊。

10 剂服用后无明显效果，在原方的基础上加葛根 30g、伸筋草 30g、鸡血藤 20g，再予 10 剂。

服药后自觉症状明显好转，又服中药 30 剂，疼痛肿胀消除，表面肤色正常。

按：方中的川乌、附子、麻黄、桂枝温经散寒止痛；白芍、甘草缓急止痛；黄芪益气固表，通利血脉；五加皮、木瓜散寒除湿，舒筋活络；鸡血藤补血活血，可治久病络瘀。

乌头白术汤加减法：偏气虚者加党参 15g；血虚者加枸杞子 15g；湿气偏胜者加防己 20g、薏苡仁 30g、苍术 20g、萆薢 15g；肾阳虚者加鹿衔草 15g、淫羊藿 15g、巴戟天 15g；脾胃虚者加麦谷芽各 15g、茯苓 30g。

下篇
中医风湿病

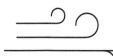

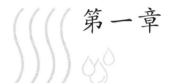

第一章

痹证

第一节　概说

痹证是由于感受风、寒、湿、热之邪，经络闭阻，气血运行不畅，导致肌肉、筋骨、关节酸痛、麻木、重着，或关节肿胀、变形、活动障碍，甚者内舍于五脏的证候。

痹证中医一般分为行痹、痛痹、着痹等。

1. 行痹　行痹首见于《素问·痹论》。该篇曰："风寒湿三气杂至，合而为痹也，其风气胜者为行痹。"是指卫阳不固，风邪入侵，以致经络闭阻，气血运行不畅，出现以肌肉、筋骨、关节游走性酸胀疼为主要特征的一种病证。本病多发于春季，初次发病以青少年多见。迁延日久，可出现心、肾病证，严重者危及生命。西医学中风湿热（风湿性关节炎）、风湿性多肌痛症、过敏性紫癜及类风湿关节炎初期、纤维织炎、坐骨神经痛、系统性红斑狼疮、骨关节炎等其他风湿类疾病，出现类似行痹的临床表现时，可参照本节辨证论治。

2. 痛痹　《素问·痹论》曰："风寒湿三气杂至，合而为痹也。……寒气胜者为痛痹。"痛痹是因正气不足，以寒邪为主侵袭人体，闭阻经络，气血运行不畅，引起肌肉、筋骨、关节发生疼痛，痛有定处，疼痛较剧，得热痛减，遇寒痛重，肢体拘挛，屈伸不利的病证。本病四季气候骤降时均可发生，多发于冬季，发病年龄以中年居多，女性多于男性。西医学的风湿性关节炎、类风湿关节炎、系统性红斑狼疮、硬皮病、多发性肌炎、坐骨神经痛、臂丛神经痛、增生性脊柱炎、颈椎病、跟痛症、骨关节炎等多种风湿病病程中均可出现痛痹的临床特点，可参考本节辨证论治。

3. 着痹　着痹首见于《素问·痹论》，即"风寒湿三气杂至，合而为痹也。……湿气胜者为着痹也"。着痹又称湿痹，指人体正气不足，感受湿邪，或夹风、夹寒、夹热，侵袭肌肉、筋骨、关节，导致气血闭阻而引起的以肢体关节酸痛、重着、肿胀、屈伸不利为主要特征的一种病证。发病年龄以青壮年为多，性别差异不大。一年四季均可发病，以长夏、寒冬季节为多见。西医学中类风湿关节炎、风湿性关节炎、多发性肌炎、皮肌炎、纤维织炎、系统性红斑狼疮、痛风性关节炎、混合性结缔组织病、硬皮病、坐骨神经痛、感染性关节炎、慢性肌肉肌腱劳损，及某些内科疾病如糖尿病、感冒、败血症、肿瘤等的某一阶段，出现类似于着痹临床表现者，可参照本节进行辨证论治。

第二节　诊断

一、行痹

1. 有感受风邪病史，初起常有恶风、发热等症。
2. 肢体肌肉关节酸痛，尤以痛处游走不定更具特征性。
3. 疼痛部位以上肢及肩背部为主。
4. 可出现关节肿大，屈伸不利。
5. 舌苔薄白，脉浮缓或弦细。

二、痛痹

1. 本病多以肢体关节（颈、脊、腰、髋、肩、膝、肘、腕、踝、跖）疼痛、酸楚、麻木为主。
2. 腰脊、四肢关节及肌肉冷痛，以疼痛剧烈、痛处不移为特点。
3. 其痛遇寒痛重，得温痛减，局部皮色不红，肢体关节屈伸不利，形寒肢冷，昼轻夜重。

4. 舌质淡胖，苔薄白，脉弦紧。

三、着痹

1. 发病年龄以中青年为多，老年次之，儿童少见，男女均可患病，以长夏、寒冬季节多见，可有感受湿邪的环境与因素。

2. 肢体关节肌肉酸痛、沉重，或肿胀、麻木不仁、屈伸不利，关节怕冷，皮色不变，以腰以下关节受累多见，遇阴雨天症状加重。

3. 多伴有头身困重、精神萎靡、汗出恶风、四肢欠温、胸闷腹胀、纳食减少、小便不利、大便稀溏等。

4. 舌质淡，舌体胖，苔白腻，脉沉细或濡缓。

5. 反复发作，病程较长，缠绵难愈。

痹证应与痿证相鉴别：痹证的病机是邪气阻闭经络，气血运行受阻，甚至脏腑功能失调，以肢体关节肌肉疼痛、重着、麻木、屈伸不利、关节畸形，甚或引起脏腑病证。而痿证的病机是五脏精血亏损，无以灌溉周流，经脉失养，以手足痿弱无力，患肢枯萎瘦削为特征，严重者甚至手不能握物，足不能任地，但肢体关节一般不痛。

第三节 医案

医案 1：痹证（行痹，风邪侵袭）

王某，女，43 岁，安徽黄山人，2012 年 3 月 15 日初诊。

【主诉】关节疼痛一年余。

【病史】关节肌肉疼痛、酸楚、重着，疼痛呈游走性，以大关节为主，伴关节肌肉肿胀，屈伸不利，肌肤麻木不仁。月经时间持续十天左右。经色偏淡、稀少。

【检查】舌质淡，苔薄白，脉浮缓。

【辨证】风邪侵袭，湿邪留着。

【治则】祛风除湿，通络止痛。

【处方】蠲痹汤加减：桑枝 30g、羌活 15g、独活 20g、桂枝 15g、秦艽 20g、海风藤 20g、当归 20g、川芎 15g、木香 15g、乳香 15g、甘草 10g、水蛭粉 2g（冲服）。

配用：天麻胶囊。

服药后，患者自觉症状减轻，上方加红花 15g、天麻 10g，加大川芎用量至 18g，当归增至 24g，再服 14 剂。

按：1992 年溪华乡卫生院组织医生到上溪仙溪村、斯何村检查 1 210 人，有风湿表现但化验指标正常的患者占 16.8%，这种情况西医没有办法确定诊断，原中国中西医结合学会风湿类疾病专业委员会主任委员王兆铭教授认为，在中医来看，这可以称为"风湿寒痛病"，属于中医的痹证。风湿相搏，经络失和，故关节不利，肌肤不仁；苔薄白或白腻，脉浮缓或濡数，均为风湿闭阻之象。

方中桑枝、羌活、独活祛风除湿，通络止痛，其中羌活走上，独活走下，为君药；桂枝、秦艽、海风藤助君药祛风除湿；当归、川芎、木香、乳香理气养血、活血止痛，有"治风先治血，血行风自灭"之意；使以甘草调和诸药。

在上方使用过程中，偏于风者，可加防风；偏于湿者，可加防己、苍术、薏苡仁；兼寒者，可加麻黄、附子；兼有发热者，可加金银花、连翘；痛在上肢者，可加威灵仙、姜黄；痛在下肢者，可加牛膝、木瓜、续断；麻木者，可加鸡血藤。

医案 2：痹证（着痹，痰瘀闭阻）

孙某，女，55 岁，浙江龙游人，2017 年 4 月 5 日初诊。

【主诉】膝关节胀痛，伴咳嗽、气急 1 年。

【检查】膝关节胀痛，屈伸不利，面色黧黑，眼睑浮肿。舌质紫黯，有瘀斑，苔白腻，脉象弦涩。

【辨证】痰瘀闭阻。

【治则】活血行瘀，化痰通络。

【处方】桃红四物汤加减：桃仁 15g、红花 15g、川芎 15g、当归 20g、生白芍 20g、陈皮 15g、清半夏 12g、白芥子 15g、茯苓 30g、桔梗 20g、浙贝母 15g、甘草 10g、竹沥 15g、姜汁 10g、水蛭粉 2g（冲服）。7 剂，水煎服。

配用：地红霉素。

按：患者咳嗽有痰，还有关节疼痛、肿胀，但痹病是主要的，痰浊与瘀血互结，阻滞经络，所以关节肌肉胀痛，我治疗用的方子是桃红四物汤与二陈汤合方化裁而成。方中桃仁、红花活血化瘀，通络止痛，为君药；配当归、川芎加强化瘀通络之力，白芍养血和营，又以半夏、陈皮燥湿化痰，配白芥子、竹沥加强化痰之力，茯苓健脾，共为臣药；姜汁和胃为使药。活血不忘养血，化痰不忘健脾，标本兼顾，共奏活血行瘀、化痰通络之效。患者服用后，感觉到药到病除。

医案 3：痹证（痛痹，寒湿凝滞）

黄某，女，42 岁，农民，浙江浦江人，2015 年 7 月 19 日初诊。

【主诉】怕风、怕冷，关节疼痛 7 月余。

【病史】开始是手指关节疼痛，后肘关节、肩关节逐步疼痛，全身怕风、怕冷，晚上睡觉时需要穿棉袄。曾在当地医院治疗未见好转。

【辨证】寒湿凝滞。

【治则】温阳祛风除湿。

【处方】黄芪附子方加减：黄芪 45g、丹参 30g、当归 20g、川芎 15g、桂枝 15g、葛根 20g、红花 15g、细辛 10g、秦艽 20g、防风 15g、地龙 12g、桑寄生 20g、独活 15g、黄芩 15g、木瓜 15g、延胡索 20g、七叶一枝花 15g、柴胡 15g、制附子 18g、麻黄 15g、干姜 10g。10 剂，水煎服，每日 1 剂。

配用：水蛭研粉 2g、首乌研粉 2g，随药冲服；乌灵胶囊。

10 剂服用后，患者症状稍有改善，并反映用药后恶心，前方去独活、柴胡，加山楂 20g、鸡内金 20g，再予 20 剂。

药后症状有明显好转，继续巩固治疗。

按：方中的黄芪、丹参、当归、川芎、红花、地龙、桂枝补气血通络脉；细辛、独活、木瓜、延胡索止痛；秦艽、防风、黄芩祛风除湿，清热解毒；麻黄、制附子、干姜温经通阳。

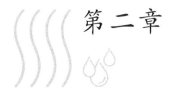

第二章

腰痹

第一节　概说

腰痹是以腰部或下腰部疼痛、重着、麻木甚则俯仰不便或连及一侧或双侧下肢为主要症状的一类病证。多因肾虚不足，外邪杂至而引起经脉气血闭阻不通所致，因其病位在腰，故名腰痹。

腰痹一病，历代医家多称腰痛。后世医家有关腰痛的论述颇多，或视其为一个独立病种，或将其列在痛证及痹证中论述。根据临床实践及历世医家的论述，中华中医药学会风湿病分会决定，将腰痛属风寒湿邪阻络或痰浊、血瘀闭阻者，命名为"腰痹"。

该病主要包括西医学的急慢性腰肌劳损、腰椎间盘突出症、第三腰椎横突综合征、血清阴性脊柱炎、腰椎骨质增生、骨质疏松症、腰骶神经炎或神经根炎等疾病。

腰痹的基本病理特点多因于肾虚不足，经脉闭阻所致，肾虚是其发病的关键，而风寒湿热之邪闭阻不行和跌仆闪挫等，常常是发病诱因。一般偏于肾阳不足多易感受寒湿之邪，而肾阴亏虚则多易受湿热之邪，久治不愈，肾精亏损，内生痰瘀，阻闭经脉，发生瘀血腰痹，久则伤筋败骨。故腰痹实为本虚标实之证。

临床中引起腰痛症状的疾病很多，除了风湿类疾病，内科泌尿系统疾病如肾炎等也可引发腰痛，外科就更多了，如腰椎骨折、椎间盘突出、腰部扭挫伤等的直接表现就是腰痛，妇科盆腔炎症也有腰痛腰酸等表现，所以鉴别诊断是很重要的。

第二节 诊断

一、发病特点

腰痛发病缓慢者，多以年老体弱或妇人产后者居多，也可见于先天禀赋不足的青年人及长期体位不正者，病程多较长；腰痛发病较急者，与季节因素有关的多为感受外邪，年龄不限，病程较短，多伴有寒热症状；因外伤发病者，起病急，病情重，多伴有活动障碍，及时治疗得当者，可迅速缓解，治疗不当或病情复杂者，可致缠绵不愈。

二、临床表现

以腰部或下腰部疼痛为主，疼痛性质多为隐痛、钝痛、刺痛，或局部压痛伴活动不利、俯仰不便、不能持重、步行困难、肢倦乏力等症状，甚至出现腰部前屈、后伸、侧弯等功能障碍，弓背畸形出现"尻以代踵，脊以代头"的表现，舌淡或黯红，有瘀斑或瘀点，脉沉弱尺部尤甚或浮紧。

第三节 医案

医案 1：腰痹（肝肾不足）

方某，男，47 岁，经商，江西上饶人，2019 年 5 月 19 日初诊。

【主诉】腰骶部疼痛约 2 年。

【病史】去年中秋前后，腰骶部出现隐隐约约的疼痛、胀痛，疲劳后心悸、出汗，周身怕风怕冷。在当地医院检查，明确 L1/2 椎间盘轻度突出，未重视治疗，现症状加重。

【检查】面色黧黑，五官端正，颈及下颌淋巴结未见肿大。4 字试验阳性，骶尾部压痛。舌质淡红，苔薄白，脉沉细。血常规、尿常规正常。

【辨证】肝肾不足。

【治则】滋补肝肾，填精益髓。

【处方】鹿角胶丸方加减：鹿角胶 12g、补骨脂 20g、杜仲 15g、菟丝子 15g、肉苁蓉 20g、巴戟天 20g、川牛膝 20g、狗脊 30g、生地黄 30g、五味子 15g、附子 15g、干姜 10g、丹参 20g、当归 20g、苍术 20g、薏苡仁 30g、细辛 10g、水蛭粉 2g（冲服）、何首乌粉 2g（冲服）。5 剂，水煎服。

配用：六味地黄丸。

服药后自觉症状有所好转，要求继续服用中药治疗。

但患者反映怕风、怕冷、疼痛如前，在开方子的时候，加大附子的用量，从 15g 加到 30g（先煎半小时）。10 剂。

服用 10 剂后，怕风、怕冷、腰部疼痛症状明显减轻，为了巩固疗效，又服中药 30 剂。

按：人到中年，肝肾不足，腰膝酸软，精神疲惫，这时候可以考虑用《太平圣惠方》中的鹿角胶丸方，这个方子有滋补肝肾、填精益髓之功。

鹿角胶温补肝肾，益精养血，对虚劳内伤引起的腰脊疼痛有很好的治疗效果；杜仲、菟丝子、肉苁蓉、巴戟天、狗脊、川牛膝补益肝肾，强壮筋骨；生地黄、五味子滋肝肾之阴；附子、干姜温补肾中之阳；当归、丹参活血补血；细辛祛寒；苍术、薏苡仁除浊利湿。

医案 2：腰痹（肝肾不足）

方某，女，52 岁，杭州萧山人，2018 年 5 月 23 日初诊。

【主诉】腰痛、腰胀、两肋胀满、心悸约 20 天。在当地医院进行了各种检查未发现异常。

【检查】两侧胸肋及肋间触痛，无压痛。腰背部扣痛。舌质紫色、暗红，苔薄白，脉沉细。4字试验阳性，骶尾部压痛，胸肋平片可见胸椎间盘突出。血液检查指标均正常。

【辨证】肝肾不足，精髓虚衰。

【治则】滋补肝肾，填精益髓。

【处方】补骨脂20g、菟丝子15g、巴戟天20g、肉苁蓉20g、杜仲15g、川牛膝20g、黄芪30g、生地黄30g、丹参30g、茯苓20g、白术20g、延胡索20g、苍术20g、羌活15g。5剂，水煎服。

配用：六味地黄丸。

5月29日复诊，胸肋部胀痛症状基本消失。腰部无触痛。舌质淡红，脉平。

按要求继服中药10剂。2个月后复查，诸症未反复。

按：补骨脂是治疗肾虚腰痛的关键药物，我自己是有种植的，要求员工选择向阳、地势高、土燥、排水良好的缓坡地种植，这味药有补肾助阳的功效；菟丝子、巴戟天、肉苁蓉、杜仲、川牛膝有补肝肾之功；茯苓、白术、苍术利湿，湿浊除去身体就轻松；黄芪益气固本，我用丹参30g，因为患者有心悸的表现，丹参可以用来养心；羌活、延胡索有祛风止痛作用。

医案3：腰痹（肝肾不足）

王某，男，48岁，浙江常山人，2016年4月30日初诊。

【主诉】腰及下肢疼痛、麻木、酸胀约1月余。当地医院诊断为椎间盘突出。

【检查】面色苍白，步行时较困难，两侧胸椎及肋间肌处触痛、压痛。腰背部叩痛，下蹲及活动时更显。舌质暗红，苔薄白，脉沉细；4字试验阳性，骶尾部压痛，X线示：胸椎间盘突出。

【辨证】肝肾不足，精髓虚衰。

【**治则**】滋补肝肾，填精益髓。

【**处方**】新法风湿一号方加减：补骨脂 20g、菟丝子 15g、巴戟天 20g、肉苁蓉 20g、狗脊 30g、杜仲 15g、川牛膝 20g、黄芪 30g、生地黄 30g、丹参 20g、当归 20g、茯苓 30g、白术 20g、延胡索 20g。5 剂，水煎服。

配用： 益肾蠲痹丸。

5 剂后，腰痛、麻木有所好转。继服中药 10 剂，患者反映症状进一步好转，但仍有肢体酸麻、怕风、怕冷的感觉。

在前方的基础上去茯苓、白术、当归，加附子 15g、麻黄 18g、伸筋草 30g、薏苡仁 30g。尤其是麻黄，用的量比较大。继服中药 25 剂，疼痛消失。

按：治疗椎间盘突出导致的腰痛时，要考虑用利水的药，如茯苓、白术、薏苡仁、苍术之类，这样能减轻对神经根的刺激。补骨脂补肾壮阳、强腰止痛；菟丝子、巴戟天、肉苁蓉、狗脊、杜仲、川牛膝补益肝肾；丹参、当归补血活血；延胡索祛风止痛。

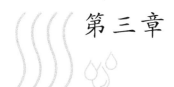

第三章

颈椎病

第一节 概说

颈椎病是一种常见的颈段脊柱慢性退行性疾病，又称颈椎退行性关节炎、颈肩综合征或颈椎综合征等。它是指颈椎间盘退行性变，及其继发性椎间关节退行性变所致脊髓、神经根、椎动脉、交感神经等邻近组织受累而引起的临床症状和体征。常在中年以后发病，男性多于女性。

随年龄的增长，椎间盘含水量逐渐减少，因而逐渐失去弹性和韧性，纤维环弹力减退，由于负重、活动及外伤等因素可使椎间盘向外突出。椎间盘变性后，椎间盘软弱，椎间隙狭窄，椎体间不稳会产生错动，错动牵拉纤维环及四周纵韧带，纤维环和纵韧带牵拉椎体边缘，可引起骨膜下出血，血肿机化骨化即产生骨质增生，形成骨刺或骨嵴；若渗入后纵韧带下，可形成后纵韧带骨化。

中医认为，颈椎病的首要原因是风寒湿侵袭。风为百病之长，寒性收引、凝滞，湿性重着。风寒湿三邪夹杂侵袭颈部筋肉，使颈筋气血凝滞，经络闭阻，筋脉不舒而发生颈项疼痛，此种情况多在睡眠时颈肩外露，遭受风寒湿邪侵袭而发病。

在我国几部权威著作中，如王承德教授等主编的人民卫生出版社出版的《实用中医风湿病学》，将颈椎病归属于中医风湿病范畴，所以我也把本病的病案收到我的这本书里来。

中医学关于颈椎病的论述，散见于"痹证""骨痹""头痛""眩晕"等病证中，为后世治疗颈椎病提供了宝贵的经验。临床一般分为风寒湿证、气滞血瘀证、脾肾虚寒证、肝阳上亢证、气血两虚证、肝肾亏虚证，治疗注意内服药与外用药相结合，在这一方面我也积累了一些经验。

第二节　诊断

颈椎病的诊断标准是比较复杂的，一般原则是临床表现与影像表现均符合颈椎病标准者，可称为典型颈椎病；而影像表现上尚未出现异常，应在排除其他疾患的前提下诊断为颈椎病。

1. 颈型颈椎病　①主诉头、颈、肩疼痛等异常感觉，并伴有相应的压痛点；②X线片上颈椎显示曲度改变或椎间关节不稳等表现；③应除外颈部其他疾患（落枕、肩周炎、风湿性肌纤维组织炎、神经衰弱及其他非椎间盘退行性变所致的肩颈部疼痛）。

2. 神经根型颈椎病　①具有较典型的根性症状（麻木、疼痛），且范围与颈脊神经所支配的区域相一致；②压头试验或臂丛牵拉试验阳性；③影像学所见与临床表现相符合；④痛点封闭无显效（诊断明确者可不做此试验）；⑤除外颈椎外病变（胸廓出口综合征、网球肘、腕管综合征、肘管综合征、肩周炎、肱二头肌腱鞘炎等）所致以上肢疼痛为主的疾患。

3. 脊髓型颈椎病　①临床上出现颈脊髓损害的表现；②X线片上显示椎体后缘骨质增生、椎管狭窄，影像学证实存在脊髓压迫；③除外脊髓肿瘤、脊髓损伤、多发性末梢神经炎等。

4. 椎动脉型颈椎病　①曾有猝倒发作，并伴有颈源性眩晕；②旋颈试验阳性；③X线片显示节段性不稳定或枢椎关节骨质增生；④多伴有交感症状；⑤除外眼源性、耳源性眩晕，其他原因引起的基底动脉供血不全。

5. 交感型颈椎病　临床表现为头晕、眼花、耳鸣、手麻、心动过速、心前区疼痛等一系列交感神经症状，X线片颈椎有失稳或退变，椎动脉造影阴性。

6. 其他型 颈椎椎体前鸟嘴样增生压迫食管引起吞咽困难（经食管钡剂检查证实）等。

第三节 医案

医案1：颈椎病（肝肾亏虚，风寒流注）

方某，男，55岁，河北唐山人，2017年6月8日初诊。

【**主诉**】头晕、头痛、左侧手臂麻木、疼痛1年半，加重1个月。

【**病史**】先左侧手臂麻木、酸疼、发胀，开始用中草药进行治疗。后又到中医院进行针灸、理疗、推拿后有所减轻，治疗停止一段时间后又反复。X线示：颈椎骨质增生。

【**检查**】颈椎无畸形，第6颈椎棘突左侧及左肩胛部有明显压痛；左臂臂丛牵拉试验及压顶试验为阳性。X线：椎体增生，钩椎关节增生明显，椎间隙变窄，椎孔变小。舌质黯红，苔薄白，脉弦细。

【**诊断**】颈椎病。

【**辨证**】肝肾亏虚，风寒流注。

【**治则**】滋肾填精，活血化瘀，舒筋活络。

【**处方**】葛根芍药汤加减：葛根60g、芍药45g、菟丝子90g、红花10g、桃仁12g、僵蚕12g、木瓜15g、生地黄25g、狗脊15g、丝瓜络15g、桑枝30g、桂枝6g、水蛭粉2g（冲服）。10剂，水煎服，每日1剂。

配合颈椎牵引。

服前方中药10剂后症状减轻。有时工作伏案时间过长则稍感颈部不适。嘱注意休息，在原方的基础上加杜仲15g、补骨脂15g、伸筋草30g，继服10剂。

按：人到中年，长期的劳累很容易引发颈椎病，我多用葛根芍药汤以滋肾填精，活血化瘀，舒筋活络，效果还是很好的。方中葛根用的量比较大，一般需要 60g 左右；菟丝子滋阴补阳；桂枝温经通络；桃仁、红花活血化瘀；木瓜舒筋活络；僵蚕、丝瓜络、桑枝通经络，解痉挛。

葛根芍药汤加减法：偏气虚者加炙黄芪 30g、党参 15g；血虚者加枸杞子 15g；湿气偏胜者加防己 20g、苍术 20g、草薢 15g；肾阳虚者加鹿衔草 15g、淫羊藿 15g、巴戟天 15g；脾胃虚者加麦谷芽各 15g、茯苓 30g。

医案 2：颈椎病（风寒阻滞，脉络不通）

楼某，女，46 岁，浙江温州人，2019 年 7 月 25 日初诊。

【主诉】右侧头痛，颈部、枕部痛 1 年多。

【检查】肩、颈椎无畸形，抬头及左右旋转受限，臂丛牵拉试验（＋）。舌质黯、苔薄、脉沉涩。X 线：颈椎生理弧度消失，骨质增生，椎间孔变小。

【诊断】神经根型颈椎病。

【辨证】风寒阻滞，脉络不通。

【治则】理气活血，祛风止痛，通络散寒。

【处方】木瓜葛芍汤加减：木瓜 26g、葛根 40g、白芍 30g、鸡血藤 30g、夜交藤 30g、川芎 15g、威灵仙 15g、姜黄 12g、僵蚕 12g、焦白术 15g、羌活 15g、防风 15g、白芷 10g、蔓荆子 10g、炙甘草 9g。5 剂，水煎服，每日 1 剂。

配用：呋喃硫胺片；局部推拿、按摩 30 分钟，连续 5 天。

服药后，睡眠安稳，精神转佳，但仍感颈枕部麻木胀痛，上方减夜交藤加水蛭 12g、全蝎（研冲）5g。继服 5 剂，诸症有好转。

嘱其加强颈部功能锻炼，又服中药 10 剂，疼痛、酸胀、头痛基本消失。

按：患者体形有点胖，大约 90kg。方中的木瓜用了 26g，用量比常规的要大。在我们医院种有木瓜，药用效果很好。葛根有升阳解肌，开腠止痛，濡养筋脉之功，是治疗颈椎病的主要药物；川芎活血行气，祛风止痛，能上行颠顶助清阳之气，旁贯四肢助气血舒畅，解项背强之苦；白芍、甘草酸甘化阴，养血柔肝，缓急止痛；木瓜味酸入肝，强筋益血，善疗项强筋急；威灵仙入膀胱经，辛散走窜可消积湿停痰、血凝气滞；鸡血藤苦温入肝，行血补血，舒筋壮骨。

木瓜葛芍汤加减法：风寒湿侵袭明显者加羌活、桂枝各 9g；气滞血瘀者加姜黄 12g、天南星 9g；气血不足加黄芪 30g、当归 20g；阳虚者加桑寄生 20g、鹿角胶 9g。

医案 3：颈椎病（肝肾不足，寒湿闭阻）

王某，男，48 岁，务农，浙江台州人，2017 年 9 月 15 日初诊。

【主诉】颈部不适，右上肢麻木疼痛 6 年，加重 3 个月。

【病史】6 年前有一次担柴火的时候出现颈部不适症状，第二天肩及肢体就感觉到有点麻木、疼痛，转颈受限，服止痛药后好转。后经常出现右侧上肢麻木，颈部、肩胛部不适。今年 3 个月前病情加重，颈项僵硬疼痛，伴右上肢沉重、麻木、酸痛，腰膝酸软，慕名就诊。

【检查】颈椎第 5、6 椎体有压痛，神经根牵拉试验阳性，右上肢抬举困难，内收外旋受限。X 线颈椎正、侧位片示第 4～6 椎体前缘骨赘形成，生理曲度稍变直；舌质淡黯、苔薄白，脉沉细弦。

【诊断】神经根型颈椎病。

【辨证】肝肾不足，寒湿闭阻。

【治则】祛寒除湿，活血通络，兼补肝肾。

【处方】骨痹消痛汤加减：狗脊 30g、骨碎补 20g、威灵仙 15g、当归 20g、透骨草 15g、血竭 2g、䗪虫 12g、姜黄 15g、僵蚕 12g、焦白术 20g、羌活 15g、防风 15g、白芷 20g、蔓荆子 15g、炙甘草 10g。10 剂，水煎服，每日1剂。

配合药渣煎汤熏洗，每天1次，每次30分钟，连用1周。

治疗后，症状有所减轻，但肢体麻木、沉重感还是比较明显，前方去血竭、蔓荆子、羌活，加丹参20g、伸筋草20g、络石藤30g、延胡索20g，再服10剂。

服后麻木、沉重感好转，又继服中药30剂，症状基本消除。

按：本病发生的内因是患者肝肾不足，骨骼失养。邪之所凑，其气必虚，风寒湿邪侵袭在所难免。方中的威灵仙、透骨草、防己、羌活祛风湿，通经络；狗脊、骨碎补温阳散寒，补益肝肾，强腰壮骨；䗪虫、血竭活血逐瘀止痛。复诊时再加通络活血止痛的丹参、伸筋草、络石藤、延胡索。共奏祛风散寒除湿、活血通络、补肝益肾之功。

骨痹消肿汤加减法：颈肩疼痛较重，加桂枝15g、片姜黄15g、葛根30g；上肢重痛麻木者加茯苓20g、薏苡仁30g；发凉或遇寒痛重者加制附子15g、炙麻黄15g。

医案4：颈椎病（气虚血瘀，痰浊内阻）

方某，女，55岁，务农，浙江衢州龙游人，2019年3月10日初诊。

【主诉】颈部不适，两侧太阳穴处胀痛半年余。

【检查】面黄欠润，颈椎活动略受阻，颈椎第4、5棘突压痛，X线片见颈椎生理曲度变直，颈4、5椎体后缘呈增生改变，相应间孔变窄，钩椎关节变尖，颅脑超声显示椎-基底动脉供血不足。舌淡胖边有齿痕，苔薄白滑腻，脉沉细弱。血压135/82mmHg。

【诊断】椎动脉型颈椎病。

【辨证】气虚血瘀，痰浊内阻，经脉不通。

【治则】益气升阳，化瘀通络，化痰降逆。

【处方】益气通络汤加减：黄芪30g、葛根30g、白芍20g、威灵仙15g、蜈蚣2条、穿山甲10g、䗪虫8g、天麻12g、熟地黄20g、淫羊藿

15g、伸筋草 30g、络石藤 20g、延胡索 20g。10 剂，水煎服，每日 1 剂。

配用外敷制剂： 羌活 45g、川芎 45g、葛根 45g、蔓荆子 30g、鹿角霜 25g、细辛 25g、桂枝 25g、白芷 25g、秦艽 25g、柴胡 20g、防风 20g、全蝎 20g、高良姜 20g、透骨草 10g。粉碎后拌醋，外敷颈部。连用 1 周。

服药后，症状有所减轻，但太阳穴处疼痛依然明显，偶有恶心。

在前方基础上去䗪虫、天麻、熟地黄，加丹参 30g、当归 20g、川芎 15g、红花 12g 以活血通络、化瘀，继服中药 10 剂。

按：方中黄芪、葛根益气升阳；威灵仙、蜈蚣、穿山甲、䗪虫、天麻、淫羊藿祛风通络；伸筋草、络石藤、延胡索活血通络。

益气通络汤加减法：头疼重者加川芎 15g、蔓荆子 15g；恶心呕吐痰较甚者加姜半夏 10g、竹茹 15g、石菖蒲 15g；耳聋耳鸣、视物不清者加枸杞子 15g、山茱萸 15g；伴颈肩痛肢麻者加姜黄 15g、羌活 15g、鸡血藤 30g。

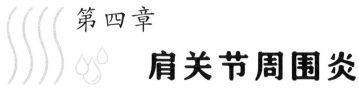

第四章

肩关节周围炎

第一节　概说

肩关节周围炎简称肩周炎，是由肩周的韧带、肌腱、滑囊或关节囊等软组织的退行性变或慢性非特异性炎症所引起的疾病。主要症状是肩部疼痛，牵涉到上臂及前臂，活动时加剧，重者不敢摆动患肢。急性期疼痛剧烈，患者多从夜间痛醒，难以入睡。早期因肩关节周围疼痛会引起局部肌肉痉挛，使肩关节活动受限；后期肩关节周围软组织广泛粘连，导致上肢活动受限，病程较久者，可出现肩部肌肉萎缩，部分患者留有不同程度的肩关节功能障碍。

本病是一种自限性疾病，是中老年常见病、多发病，多发于50岁左右，故也称"五十肩"。初起有轻微隐痛，随着疼痛的逐渐加重，活动也逐渐受限，后形成"冻结状态"，故又称"冻结肩"。

肩周炎多为单侧发病，多数患者发病前无任何诱因，有些可有肩部受寒、外伤或局部外固定史。肩周炎的发生与发展，大致可分为3期，即急性期、肩凝期、恢复期。

（1）急性期：肩部呈持续性的胀痛或烧灼样痛，有些患者的疼痛可扩大到枕部、腕部或手指；有的可放射至后背、三头肌或二头肌以及前臂的伸面；有的夜间痛甚，影响睡眠。肩部活动常使疼痛加重，肩关节活动范围减小。

（2）肩凝期：此期肩痛逐渐减轻，而肩关节的活动范围则逐渐缩小。病程较久者，患侧上肢可有不同程度的肌肉萎缩，严重者可出现肩肱关节和肩胛骨与胸壁结构活动的"肩胸联动症"，有些肩关节的功能基本丧失。

（3）恢复期：肩痛逐步缓解，肩关节的功能逐渐恢复，有些患者的肩功能可恢复正常，部分患者留有不同程度的肩关节功能障碍。

中医认为，本病之发病，有内因和外因两个方面因素。肝肾亏损、气血虚衰是内因；而六淫、劳损和外伤等诱因是常见的外因。病机有虚实之分。实证为感风寒湿邪，筋脉阻滞，气血运行不畅，产生疼痛。虚证一是因为过劳或受外伤，损及筋脉，导致肩部气血阻滞；二是由于年老体弱，脏气虚衰，肩部筋脉及肌肉失于气血的滋养，易受风寒湿邪之侵袭而发病。中医辨证可分为风寒湿闭阻证、寒凝血瘀证、气血虚损证，除内服汤剂治疗外，针灸、推拿也不可忽视。

在我国几部权威著作中，将肩关节周围炎归属于中医风湿病范畴，所以我也把本病的病案收到我的这本书里来。

第二节　诊断

1. **病史**　发病年龄多在 50 岁左右，发病前大多无明显诱因，少数可有受寒、轻微外伤或肩部过久固定史。

2. **症状**　急性发病者则发病即呈持续性胀痛或刀割样痛，疼痛可向颈项及上肢或肘部放射，当肩部偶然受到碰撞或牵拉时，常可引起撕裂样剧痛。昼轻夜重的肩痛，为本病一大特点。

3. **体征**　慢性发病者，早期可表现肩关节外展或内外旋方向的活动受限，随着病情进展，使肩关节各方向的主动和被动活动均受限，梳头、穿衣、洗脸、叉腰等动作障碍，是常见的体征。严重时出现肩关节外展时的"耸肩"或"肩胸联动症"体征。急性发病者，患肩因动则痛剧，而呈固定的强迫体征。早期可见三角肌或冈上肌等肩周肌肉痉挛，晚期可见失用性肌萎缩。

4. 压痛　急性发病者，患肩因触之痛剧而拒压。慢性发病者，肩周可触到明显和固定的压痛点，压痛点大多在肱二头肌长头腱沟、肩峰下滑囊、喙突或冈上肌附着点等处。

5. 影像检查　本病初期的肩部 X 线平片，多无异常征象，中期和末期可见肱骨头上移及骨质疏松。肩关节造影可显示关节挛缩的征象。

第三节　医案

医案 1：肩周炎（风湿闭阻）

方某，男，62 岁，退休干部，福建莆田人，2017 年 4 月 9 日初诊。

【**主诉**】右肩关节疼痛，不能举肩，功能受限，转肩向后困难 2 年。

【**病史**】2 年前劳累汗出后受风寒，右肩关节疼痛，遇凉加重，遇热感到舒适一些。2 周后疼痛逐渐进一步加重，肩部疼痛酸沉，持续不缓解，且疼痛可放射至肩胛区及前臂，活动受限。夜寐差。

【**检查**】形体消瘦，面色苍白，肩关节外展、外旋活动受限，不能上举。心、肺、肝、脾正常。舌质淡，苔薄白，脉弦。X 线检查未见异常。

【**诊断**】肩周炎。

【**辨证**】风湿闭阻。

【**治则**】祛风散寒，活血化瘀，通络止痛。

【**处方**】祛风凝肩汤加减：羌活 20g、透骨草 20g、桂枝 15g、当归 15g、丹参 15g、鸡血藤 30g、香附 12g、黄芪 30g、赤芍 15g、细辛 10g、姜黄 12g、桑枝 15g、威灵仙 15g、淫羊藿 15g、延胡索 20g、甘草 10g。10 剂，水煎服，每日 1 剂。

配用：复方硫酸软骨素片、双氯芬酸钠缓释胶囊。

服药后症状有所减轻，肩及肩胛部处疼痛减轻。在前方基础上加伸筋草 30g、天麻 12g，继服中药 10 剂。

服药后，肩部疼痛减轻，但运功后加重。在前方基础上加大延胡索剂量至 30g，加柴胡 18g，再服药 20 剂。服后症状基本消除。

按：肩周炎在农村里是比较常见的。患者由于劳累、汗后受风寒得病，风性数变，寒为阴邪，其性凝滞，气血为风寒阻遏，经脉不通，故肩部疼痛，时轻时重；遇寒则凝滞更甚，遇寒痛剧；遇热则寒凝渐散，气血得以运行，故得热痛减。方中的羌活，解表散寒，可疗风湿疼痛；透骨草祛风散寒，通络止痛；桂枝温经通脉，散寒止痛；当归、丹参、鸡血藤养血活血；香附理气通络；加黄芪、赤芍增行气活血之效；细辛、姜黄、桑枝、威灵仙、淫羊藿、延胡索散寒通经止痛；甘草调和诸药。

祛风凝肩汤加减法：不能举肩及下肢麻木者加伸筋草；寒盛者加制附子；湿盛者加薏苡仁、萆薢、豨莶草；瘀血痛者加制乳香、制没药。

医案 2：肩周炎（寒凝血瘀）

钱某，男，47 岁，浙江杭州人，2017 年 5 月 19 日初诊。

【主诉】左肩及肩胛部疼痛，肩周麻木一年左右。

【病史】自诉上厕所的时候肩及肩胛部受风寒，局部感到不舒服，后过十天，手及上肢有点麻木、发酸，肩胛部压痛，后伸时感到疼痛明显。自购止痛药后服用未见明显好转。现症状持续加重，特来求诊。

【检查】双侧扁桃体肿（＋），左侧上肢及肩关节外展、外旋活动受限，不能上举。舌质紫黯，苔薄白，脉沉涩。X 线示：颈椎轻度骨质增生及退行性病变。

【诊断】肩周炎。

【辨证】寒凝血瘀，不通则痛。

【治则】温经散寒，活血化瘀，通络止痛。

【处方】壮阳还五汤加减：制乌头（先煎）15g、细辛 10g、防风 15g、川芎 15g、桃仁 12g、红花 12g、地龙 12g、黄芪 30g、赤芍 15g、路路通 20g、鸡血藤 30g、白芍 15g。10 剂，水煎服，每日 1 剂。

配用：益肾蠲痹丸，外贴院内制剂新法风湿膏，连用 1 周。

用药后，感到身体暖和一些，伸屈也感到有点轻松，继前方，加伸筋草 30g、桑寄生 20g、苍术 20g，继服中药 10 剂。疼痛减轻，肩关节活动度增加。后又服中药 20 剂，自觉病症消除。

按：方中乌头有祛风除湿、温经、散寒止痛之功，我在方子里用了 15g，这个药有很大的毒性，一定要久煎，细辛我也用到了 10g，这都是超过了《药典》规定的，我的医案是真实的记录，但仅供读者参考，读者一定要注意两味药的毒性；防风、苍术温经散寒止痛；川芎、桃仁、红花、黄芪、桑寄生、伸筋草活血化瘀，行气止痛；地龙、路路通、鸡血藤为佐药，取其通经疏络之功，使药力到达病处，并有舒筋之作用；赤芍、白芍凉血活血，又以其偏凉之性防止主药过热伤阴。诸药合用，共奏温经散寒、活血化瘀之功。

医案 3：肩周炎（痰瘀互结）

王某，男，53 岁，浙江台州人，2016 年 4 月 20 日初诊。

【主诉】肩及肩胛部刺痛、麻木，痛有定处 1 年。

【病史】于去年春天开始肩及肩胛部疼痛，有的时候像针刺一样，麻木、沉重，固定在左肩胛部。服用止痛药和维生素症状减轻，后疼痛进一步加重，手指发麻。

【检查】面部黧黑，眼睑浮肿，肩及肩胛部有压痛、叩击痛。舌质紫黯有瘀斑，苔腻，脉涩。X 线示：颈椎轻度骨质增生。

【诊断】肩周炎。

【辨证】痰瘀互结。

【治则】活血化瘀，化痰通络，祛风止痛。

【处方】双合生地汤加减：当归 20g、白芍 20g、生地黄 30g、陈皮 15g、桃仁 12g、半夏 12g、茯苓 30g、红花 12g、白芥子 15g、甘草

12g、鸡血藤 30g、桑枝 30g、桂枝 15g、姜黄 15g、水蛭粉 2g（冲服）。10 剂，水煎服，每日 1 剂。

配用： 肩及肩胛部外贴院内制剂中草药膏，口服双氯芬酸钠缓释胶囊。

用药后自觉症状减轻，活动便利。

继前方中药基础上加桑寄生 20g、骨碎补 20g、延胡索 20g，继服中药 10 剂，病症基本消除。继服中药 20 剂，自觉无碍，停药。

按：痹病日久，痰因瘀生，瘀因痰阻，痰瘀互结，闭阻脉络，痰瘀阻滞于肩部关节肌肉，不通则痛，故肩部刺痛、麻木、沉困，痛处固定；痰瘀阻滞则面色黯黧。方中当归补血活血；白芍、生地黄养阴生血；陈皮、半夏、茯苓化痰祛湿；桃仁活血祛瘀；红花性温，味辛，活血通经、散瘀止痛；用白芥子增豁痰之效；甘草缓急止痛，调和诸药。

双合生地汤加减法：瘀血明显者加地龙、三七、全蝎、穿山甲；气虚者加黄芪、白术、防风。

医案 4：肩周炎（肝肾亏虚）

方某，女，48 岁，湖南长沙人，2019 年 9 月 19 日初诊。

【**主诉**】左肩及肩胛部疼痛、麻木，活动受限 3 年。

【**病史**】左侧肩及肩胛部感到麻木、酸胀、怕风、怕冷，后左侧上肢麻木、疼痛进一步加重，有肌肉轻度萎缩，腰膝酸软，肩及肩胛部处有疼痛、压痛，持续不解，每遇寒冷及劳累症状加重。

【**检查**】形体消瘦，面部黧黑，上肢肌肉有轻度萎缩，温痛觉正常。舌质淡，苔薄白，脉沉细。X 线示：颈椎有轻度骨质增生及退行性病变。

【**诊断**】肩周炎。

【**辨证**】肝肾亏虚。

【**治则**】滋补肝肾，活血通络，祛风止痛。

【**处方**】独活寄生汤加减：独活 15g、桑寄生 20g、杜仲 15g、防风

15g、桂枝 15g、细辛 10g、当归 15g、白芍 20g、川芎 15g、生地黄 30g、鸡血藤 30g、伸筋草 20g、姜黄 15g、甘草 10g。10 剂，水煎服，每日 1 剂。

配用： 益肾蠲痹丸、新法风湿膏（院内制剂，外敷），连用 1 周。

药后症状减轻，前方伸筋草加至 30g，继服中药 30 剂。自觉病症明显好转，但肌肉萎缩如前。

按：独活寄生汤出于《备急千金要方》中，也是我们治风湿病常用的方子。该病例肝肾亏虚，正虚邪恋，肌肤失充，筋骨失养，而致肩部酸痛，肌肉萎缩无力，疼痛时轻时重；腰为肾之府，膝为筋之府，肝肾不足，故腰膝酸软，缠绵不愈。方中的独活性辛、味苦，微温，祛风胜湿，散寒止痛；桑寄生、杜仲补肝肾，强筋骨；防风、桂枝、细辛祛风湿，利关节；当归、白芍、川芎、生地黄养血活血；鸡血藤、伸筋草、姜黄通络止痛；甘草缓急止痛，调和诸药。诸药合用，共奏滋补肝肾、通络止痛之功。

独活寄生汤加减法：疼痛明显者加威灵仙、延胡索；肾虚者加补骨脂、鹿角霜、淫羊藿；血虚者加阿胶、熟地黄。

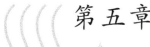

第五章
风湿寒性关节痛

第一节　概说

风湿寒性关节痛主要表现为关节或肌肉疼痛、酸麻、沉重、屈伸不利等，但受累关节局部无红肿热痛的阳性体征。遇寒冷或天气变化则病情加重。患者自己感觉疼痛，但实验室检查多数正常，有少数患者红细胞沉降率升高。治愈或发病数十年后关节功能正常或不留畸形。这类表现与现代医学的风湿性关节炎以及类风湿关节炎不同，从中医角度出发，从发病原因考虑，命名为风湿寒性关节痛，这也是中医传统痹证的一部分。

我在基层医院工作了几十年，我发现农村中有这些表现的乡亲非常多，患者自诉有关节疼痛和肿胀属主观感觉，风湿病常规实验室检查却没有指标异常，肌电图检查、肌酶及肌活检大多都正常。对于此类病症，中医主要从祛邪角度入手，这样邪去正复，疗效还是很好的。

我针对不同程度的临床症状，摸索出了一套比较完整的治疗方案和措施。对初发者，病情较轻，病程短，体质较好，单纯以祛除风寒湿邪为主；对病情重，病程长，体质弱者，扶正祛邪兼顾，症状消失后，仍要巩固治疗，以防复发。除中药内服外，推拿、按摩、拔罐、电疗等均有一定的辅助作用，一些西药，如非甾体抗炎药阿司匹林、布洛芬、萘普生等也可用以缓解症状。

第二节　诊断

在诊断方面，中国中西医结合学会风湿类疾病专业委员会等发布过一些标准。我在临床中主要考虑以下几方面。

1. **病史**　有风、湿、寒邪的侵袭史。

2. **症状**　某些关节或肌肉酸楚、重着、麻木、疼痛甚至剧痛，活动困难；遇天气变化（阴天、下雨、刮风）病情加重。

3. **体征**　受累关节因疼痛所致活动功能受限，但活动后减轻，多数病例只痛不肿，少数病例在关节周围有轻度肿胀（无红热）。

4. **实验室检查**　红细胞沉降率大多数正常，少数稍高，抗O、类风湿因子、血常规等皆属正常。

5. **X线检查**　除少数病例可见软组织肿胀外，一般无骨质改变。由于风湿寒邪（尤以湿或寒湿之邪为主）长期刺激，部分病例可见骨质增生，故应进行X线摄片予以排除。

缓解期或治愈后受累关节不留畸形，关节功能恢复。

第三节　医案

医案1：风湿寒性关节痛（风邪侵袭，湿邪留着）

王某，女，43岁，安徽黄山人，2012年3月15日初诊。

【主诉】月经来潮时关节疼痛1年余。

【病史】1年来月经来潮时关节开始疼痛、酸胀，行经时间持续10余天，血色偏淡，经量少，淋漓不断。

【检查】关节肌肉疼痛、酸楚、重着，疼痛呈游走性，以大关节为主，伴关节肌肉肿胀，屈伸不利，肌肤麻木不仁。舌质淡，苔薄白，脉浮缓。红细胞沉降率 20mm/h，白细胞 5×10^9/L。

【诊断】风湿寒性关节痛。

【辨证】风邪侵袭，湿邪留着。

【治则】祛风除湿，通络止痛。

【处方】蠲痹汤加减：桑枝 30g、羌活 15g、独活 20g、桂枝 15g、秦艽 20g、海风藤 20g、当归 20g、川芎 15g、木香 15g、乳香 15g、甘草 10g、水蛭粉 2g（冲服）。7 剂，水煎服，每日 1 剂。

配用：天麻胶囊。

服用 7 剂后，患者感觉酸胀症状有所好转。

上方川芎改为 18g，当归改为 24g，再加红花 15g、天麻 10g，14 剂。

服用 14 剂后，患者自述恢复正常，已经没有怕冷怕风的感觉。

按：1992 年我们到农村实地检查，在上溪乡仙溪村、斯何村检查 1 210 人，风湿寒性关节痛发病率为 16.8%，相关研究成果曾获中国中西医结合学会风湿类疾病专业委员会三等奖，这对我也是一个很大的鼓励。

风湿寒性关节痛的病机为风湿相搏，经络失和，故关节不利，肌肤不仁。方中桑枝、羌活、独活祛风除湿，通络止痛，其中羌活走上，独活走下，为君药；桂枝、秦艽、海风藤助君药祛风除湿；当归、川芎、木香、乳香理气养血、活血止痛，有"治风先治血，血行风自灭"之意；使以甘草调和诸药。诸药合用，祛邪不忘养血活血，有汗表虚者，可合用桂枝附子汤；无汗表实者，可合用麻黄加术汤；风湿闭阻不解，蕴久可以化热，又需根据实际辨证用药。

医案 2：风湿寒性关节痛（风寒闭阻，湿邪留着）

陈某，男，30 岁，福建福州人，2018 年 4 月 16 日初诊。

【主诉】肢体冷痛、重着，日轻夜重 2 年。

【病史】2 年来肢体酸痛、酸胀，有发冷的感觉，气候变化的时候关节酸痛更严重。遇寒遇风疼痛加重。当地医院检查血红蛋白 85g/L，用补血中药治疗不见好转。慕名来我处就诊。

【检查】肢体关节冷痛、重着，痛有定处，日轻夜重，遇寒痛增，得热则减，痛处肿胀，皮色不红，触之不热，屈伸不利。舌淡，苔稍黄，脉沉细。红细胞沉降率 18mm/h，红细胞、白细胞计数比较低，血红蛋白 85g/L。

【诊断】风湿寒性关节痛。

【辨证】风寒闭阻，湿邪留着。

【治则】祛风散寒，除湿通络。

【处方】乌头汤加味：川乌 15g、麻黄 18g、附子 18g、白芍 20g、黄芪 30g、苍术 20g、白术 20g、姜黄 20g、当归 24g、白蜜 15g、生甘草 15g。7 剂，水煎服，每日 1 剂。

每天温针灸 15 分钟。

服药 7 剂后，症状减轻，上方附子增至 20g，黄芪增至 45g，麻黄增至 20g，再服 7 剂，患者自觉症状有明显好转，身体有温热的感觉。血常规检查：血红蛋白 90g/L。

上方再服 14 剂。患者自述症状消失，无怕风怕冷感觉。

按：风湿寒邪侵袭人体，遇寒冷之物或天气转冷，则凝滞加重，故遇寒痛甚，关节屈伸不利，遇热则寒凝渐散，气血得以运行，故得热则减；日属阳，夜为阴，寒湿阴邪逢阴助长，故日轻夜重；湿性重浊黏滞，阻碍气机，故肢体重着，痛处不移；寒湿内盛，留于关节；舌质淡红，舌体胖嫩，苔白腻，脉沉细等。方用乌头大辛大热，祛风除湿，温经散寒为君药；配麻黄以助温阳散寒止痛，白芍养血，黄芪益气，使气血通畅；苍术、白术健脾祛湿，姜黄、当归活血通络，为臣药；白蜜解乌头之毒，甘草缓急止痛，为佐使药。诸药合用，祛邪不忘扶正，治风不忘治血，共奏温经散寒祛湿通络之目的。川芎、草乌、附子等药祛寒止痛效果较好，这是王兆铭教授的经验，我学习后应用，感觉效果很好。

医案 3：风湿寒性关节痛（风寒侵袭，瘀血闭阻）

王某，男，73 岁，陕西西安人，2016 年 5 月 5 日初诊。

【主诉】关节肌肉酸胀，怕风，怕冷 20 年。

【病史】20 年前出现双下肢冷，受寒、疲劳、冷风吹时症状尤甚，未接受系统治疗，逐渐呈加剧趋势。每年夏季双下肢仍感寒冷异常，需着双层棉袜厚裤，秋冬季节更甚。1 周前患者双下肢酸胀加重并伴烧灼样疼痛不适。因看过一些我以前出版过的关于风湿病治疗的图书，慕名来诊。

【检查】双下肢轻度指凹性浮肿，双下肢酸胀伴烧灼样疼痛不适，着双层棉袜厚裤，身穿两个棉袄，三件毛衣。精神萎靡，舌质紫黯，有瘀斑，舌苔薄白，脉沉弦细涩。实验室检查未见异常。

【诊断】风湿寒性关节痛。

【辨证】风寒侵袭，瘀血闭阻。

【治则】祛风散寒，活血化瘀，舒筋通络。

【处方】丹参附子汤加减：丹参 30g、当归 20g、桂枝 18g、川芎 18g、葛根 30g、天麻 10g、红花 15g、桃仁 15g、地龙 15g、钩藤 30g、石菖蒲 15g、远志 15g、桑寄生 30g、山楂 20g、伸筋草 20g、全蝎 5g、制附子 18g、麻黄 18g、水蛭粉 2g（冲服）。7 剂，水煎服，每日 1 剂。

配用：天麻胶囊，按药品说明书服用。

7 剂后，患者自感身体温暖，症状有所减轻。

上方附子、川芎增至 20g，加延胡索 20g，12 剂。

用药后又感觉比以前温暖一些，身体像正常人一样，棉裤已除，棉袄减一件，无怕风怕冷感觉。继服中药 14 剂以巩固。

按：痹病日久，肌肉、关节、经脉闭阻，气血运行不畅，而致瘀血停聚，针对风寒侵袭，瘀血闭阻的情况，用丹参附子汤比较好，血活络通，则阳气流行，经络通畅了，风寒之邪自然就被祛除了，患者怕冷的情况逐渐得到改善，最终取得了比较满意的疗效。处方里面，主要药物如丹参、当归、附子、桂枝、钩藤、桑寄生、葛根，包括全蝎等的用量都是比较大的，如果用量过小，效果就不会很明显，这也是我多年经验的反映。

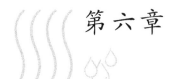

第六章

痿痹

第一节　概说

痿痹指痹病日久，关节疼痛与肌肉萎缩、肢体失用并见的严重风湿病。本病治疗困难，但中医中药也能起到很好的作用。在我国古典医籍中有很多相关记载。一般认为，痿痹的病因病机有以下几种。

1. 气血亏虚　禀赋不足，或后天失养，脾胃虚弱，气血亏虚无以濡养筋脉、关节、肌肉，日久导致关节疼痛、肌肉萎缩并见，发为痿痹。

2. 湿热侵淫　久处湿地，或涉水淋雨，外感湿邪，郁而生热，侵淫筋络，以致关节肿痛，日久筋脉缓迟不用，成为痿痹。

3. 寒邪阻滞　寒邪侵袭，经络筋脉阻滞，肌肉关节失养，而致痿痹。

4. 气滞血瘀　七情郁结，或体弱气虚，出现脏腑、经络气机不畅，血行瘀滞导致肢体关节失于濡养，日久出现关节肿痛、刺痛，肢体痿软无力，而致痿痹。

5. 肝肾亏虚　因房劳、久病导致肝肾亏虚，复感外邪，而发为痹病。肝肾亏虚，则筋骨失于濡养，日久伤筋损骨，筋伤则筋纵不能收持，骨伤则骨痿不能起于床，发为痿痹。

痿痹为慢性难治性风湿病，初期以邪实为主者，经过积极正确治疗，预后较好；久病以正虚为主者，预后较差。

第二节　诊断

好发于中老年，女性多于男性，有多年风湿病史，并且全身多关节肿痛伴肢体肌肉软弱无力，活动不利，甚至肌肉萎缩，弛纵瘫痪。实验室及影像学等检查有助于诊断。如类风湿关节炎晚期 X 线片可见明显骨质疏松、关节间隙狭窄等。

痿痹与痿病相似，但也要鉴别诊断，都有肢体痿软无力，移动不利，甚至瘫痪。痿痹不仅见肌肉萎缩、肢体失用，而且有关节疼痛的表现；而痿病没有关节疼痛的症状，以肢体筋脉弛缓、肌痿无力为主。

第三节　医案

医案 1：痿痹（湿热侵淫）

方某，男，29 岁，农民，浙江舟山人，2009 年 3 月 27 日初诊。

【主诉】下肢软弱无力一年半。

【病史】患者生活在海边，长期下海打渔，久处湿地，经常涉水。逐渐出现肢体关节肿痛、软弱无力的表现。到当地医院治疗，一有好转，就停止治疗，出海打渔，后又复发加重。慕名前来就诊。

【检查】实验室检查符合类风湿关节炎诊断，红细胞沉降率 28mm/h，面黄，手指关节僵硬，膝关节红肿，X 线片可见明显骨质模糊，关节间隙狭窄。肢体关节软弱无力、热痛，小便赤涩。舌质红，苔腻黄，脉细弱。

【诊断】类风湿关节炎。

【辨证】湿热侵淫，气血阻滞。

【治则】清热化湿，通络生肌。

【处方】二妙散加减：黄柏 12g、苍术 15g、秦艽 20g、川牛膝 20g、草薢 12g、防己 20g、黄芪 30g、党参 20g、白术 20g、伸筋草 20g、透骨草 20g、延胡索 20g、忍冬藤 20g、老鹳草 20g、水蛭粉 2g（冲服）、何首乌粉 2g（冲服）。10 剂，水煎服，每日 1 剂。

配用：维生素 B_1。

10 剂后，患者关节红肿减轻，全身症状缓解，但肢体软弱无力未见明显改善。前方去黄柏、秦艽、透骨草，加丹参 20g、当归 20g、钩藤 20g、天麻 20g、川芎 15g，再服 20 剂。红细胞沉降率为 23mm/h，类风湿因子阴性，X 线示轻度骨质疏松。

上方又服 60 余剂，患者基本恢复正常，半年后体检未见异常。

按：方用黄柏、苍术清热燥湿；秦艽、川牛膝、草薢、防己清热利湿、通经活络；黄芪、党参、白术益气健脾利湿；伸筋草、透骨草、延胡索通络止痛；忍冬藤、老鹳草清热通络，关节肿痛的患者一定要清热解毒，以达到清热化湿、通络止痛的目的。复诊时加当归、丹参、钩藤、天麻、川芎等，主要目的是改善麻木症状。

医案 2：痿痹（气滞血瘀）

丁某，女，28 岁，台州市椒江人，2021 年 6 月 13 日初诊。

【主诉】肢体疼痛、痿软无力 1 年余。

【病史】平素生性好强，不甘人后，与同事的关系比较紧张。肢体关节肿胀、疼痛，渐至痿软无力，手足麻木不仁。经多方治疗未见好转，慕名来诊。

【检查】面色㿠白，肌肉瘦削，淋巴结未见肿大。舌质暗，脉细涩。红细胞沉降率 40mm/h，实验室检查符合类风湿关节炎诊断。

【辨证】气滞血瘀。

【治则】益气理气，养血活血，攻补兼施。

【处方】黄芪圣愈汤加减：黄芪 30g、当归 20g、川芎 20g、白芍

20g、地龙 15g、桃仁 15g、人参 10g、熟地黄 20g、川牛膝 20g、青皮 15g、郁金 15g、水蛭粉 2g（冲服）。10 剂，水煎服，每日 1 剂。

配用： 天麻胶囊，按药品说明书服用。

服药 10 剂后，疼痛和麻木有所减轻。

上方去青皮、郁金、人参，加丹参 15g、伸筋草 15g、天麻 10g、钩藤 10g、鸡血藤 30g。20 剂。

药后红细胞沉降率 28mm/h，类风湿因子弱阳性，但痿软无力症状没有明显好转。已初见成效，继续治疗。

按：补气养血，气旺则血自生，血旺则气有所附。患者类风湿关节炎未及时治疗，出现痿痹的表现。起始治疗，从扶助气血入手，气血得健，经脉通畅，正气充沛，有利于针对类风湿的进一步治疗。

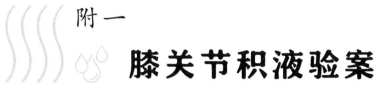

附一

膝关节积液验案

膝关节积液指大量液体于膝关节的关节囊内聚集。在正常人体内，膝关节囊腔内含有少量关节液，起到润滑作用并有一定的抗菌作用。一些运动量较大的年轻人，经常会出现膝关节积液并伴随膝关节的肿胀疼痛，进行 MRI 检查会提示少量膝关节积液，如果没有合并膝关节器质性的损伤，建议减少活动量，有可能自愈。在病理条件下，如创伤、感染、炎性疾病等，关节囊外的液体直接或间接进入关节囊内，进而致使患侧膝关节肿胀甚至出现疼痛以及功能障碍。

在风湿病患者中，膝关节积液这一症状是比较常见的，也是比较难治的，主要由膝关节滑膜炎引起，常见的表现有膝部红、肿、痛，膝关节屈伸不利，我在长期临床中，针对各种类型风湿病引发的膝关节积液，积累了一定的经验。

医案：黄某，女，52 岁，浙江温州人，2020 年 2 月 15 日初诊。

【**主诉**】膝关节以下肿、微痛，行动不便 3 个月。

【**检查**】体温 37℃，膝关节以下肿，周围压痛反跳痛明显，髌骨周围有波动感。肌肉有压痛，舌尖淡红，脉弦滑。辅助检查：红细胞沉降率 37mm/h，白细胞 $9×10^9$/L，类风湿因子阳性。膝关节 X 片显示骨质增生。

【**辨证**】湿热毒蕴。

【**治则**】疏风清热，解毒利湿。

【**处方**】自拟膝关节肿方加减：党参 20g、茯苓 30g、白术 20g、甘草 10g、七叶一枝花 15g、白花蛇舌草 15g、金银花 20g、龙胆草 15g、垂盆草 15g、紫花地丁 15g、黄芩 15g、黄柏 15g、连翘 15g、薄荷 15g、栀子 15g、陈皮 15g、延胡索 20g。5 剂，水煎服，每日 1 剂。

配合治疗： ①膝关节积液抽取；②外敷新鲜中草药膏；③关节腔内注射消炎镇痛药。

配合膝关节局部治疗，服药 5 剂后，患者症状明显减轻，行动无碍。实验室检查，白细胞 $5 \times 10^9/L$，红细胞沉降率 15mm/h。

上方继服 10 剂，症状消失，行影像检查无积液表现。

按：方中的党参、茯苓、白术利水湿，用量要大一些；七叶一枝花、白花蛇舌草、金银花、龙胆草、垂盆草、紫花地丁、黄芩、黄柏等清热解毒，有利于膝关节滑膜炎的控制；延胡索止痛。

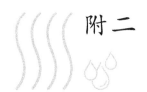

附二

杂病验案

自新法风湿病医院建立以来，我接诊了大量的风湿病患者，其中，有不少患者是"身兼数病"。我在临床中，坚持辨证论治、整体调整，在治疗风湿病的同时，也在伴发病治疗方面积累了一些经验。还有一些父老乡亲，得的病虽然不属于风湿，但出于对我的信任，也来找我看一看。就这样，在中医杂病领域我也进行了深入研究，也一步步地向"多面手"靠近。

一、水肿

中医认为，水肿是由外感、内伤多种原因造成肺脾肾三脏对水液宣化输布功能失调，致使体内水液潴留，泛滥于肌肤而引起的有单一原因而致病者，亦有兼杂而致病者，病情颇为复杂。此外，起居失常、劳欲过度、情志不遂等也与水肿病发作密切相关。现代医学认为，肾脏疾病、低蛋白血症、维生素缺乏症、甲状腺疾病等均可导致水肿。

医案1：黄某，女，52岁，浙江温州人，2020年2月15日初诊。

【主诉】眼睑浮肿，关节肿痛，继则四肢及全身皆肿。

【病史】眼睑浮肿，继则四肢及全身皆肿，来势迅速，兼有恶寒发热，肢节酸楚，小便不利。

【检查】舌质红，脉浮滑数；尿常规白细胞（＋），24小时尿蛋白定量35mg/L，血常规白细胞5×10^9/L，红细胞沉降率38mm/h；心电图、心功能测定、B超等检查未见异常。

【辨证】风遏水阻，肺失宣降。

【治则】疏风利水，宣畅肺气，通调水道。

【处方】越婢加术汤加减：麻黄 15g、羌活 15g、防风 15g、防己 20g、桂枝 15g、白术 20g、猪苓 20g、茯苓 20g、泽泻 20g、车前子 20g、炙甘草 15g。7 剂，水煎服，每日 1 剂。

7 剂后，眼睑浮肿、关节肿胀有消退，红细胞沉降率 28mm/h。

上方防己、白术、猪苓、茯苓均增至 24g，药量加大后小便明显增多。共用 21 剂。

治疗期间，还应用头孢类抗生素。

加减：风寒者加苏叶；风热者去羌活、桂枝，加石膏、金银花、白茅根、芦根；若咽喉肿痛明显者，加板蓝根、桔梗、牛蒡子、土牛膝、射干清咽散结解毒。

按：风遏水阻导致水肿，治疗要疏风散邪，也要通利小便，有肺经症状者须宣畅肺气。麻黄疏风宜致微汗为佳，利尿也应适度，因汗出太多易伤及阳气，利水太过致阴液耗损。方中利湿的中药量比较大，如防己、白术、茯苓、泽泻、车前子等，有利于关节消肿。

医案 2：孙某，女，33 岁，浙江龙游人，2017 年 3 月 1 日初诊。

【主诉】全身水肿，关节肿、伸屈不利、疼痛 1 年余。

【检查】全身水肿，按之没指，以下肢为甚，小便短少，身体困重，胸闷，纳果，泛恶；舌苔白腻，脉沉缓。

【辨证】寒湿困脾，脾阳失展，土不制水。

【治则】温脾通阳，化湿利水。

【处方】五皮饮合胃苓汤加减：泽泻 30g、猪苓 30g、茯苓 30g、大腹皮 20g、白术 20g、桂枝 18g、苍术 20g、陈皮 18g、桑白皮 15g、生姜皮 15g、生姜 15g、大枣 5 枚。

服药 3 剂后，患者出现便溏泄泻，上方去大腹皮加薏苡仁 30g。继续服用 18 剂。

服药期间，患者小便次数增加，21 剂服用结束后，体重减轻约 7kg，关节肿痛也消失。服药期间还配合应用了氯化钾片。

按：患者首诊时体重达 90kg，水肿情况还是比较严重的。病程较长，脾为湿困，阳气不得舒展，苔白腻，脉沉缓，亦为湿盛脾弱之象。方中泽泻直达下焦，利水渗湿为君药；茯苓、猪苓、桑白皮、生姜皮淡渗利水，增加君药利水渗湿之功；桂枝助膀胱气化，通阳化气以行水，苍术、白术燥湿健脾以化湿；陈皮、大腹皮调畅气机，行气利水，生姜、大枣调和营卫，补益中焦，均为佐药。整个方子里面的药物用量也是比较大的。

我还曾用桃红四物汤治疗过孙某同乡的另一位孙姓患者，水肿严重，同时见明显的瘀血征象（面唇、肤色晦滞黧黑，腹部青筋暴露，经色黯红有紫块），辨证为久病入络，络脉瘀阻，水道不通。处方：桃仁15g、红花15g、当归20g、川芎18g、赤芍15g、丹参20g、赤小豆20g、生黄芪30g、党参20g、牛膝20g、益母草20g、马鞭草15g、泽泻20g。活血与利水并行，效果也是很好的。

可见中医治疗水肿没有固定的条条框框，必须根据患者实际情况辨证论治。

二、眩晕

眩晕是因机体对空间定位障碍而产生的一种动性或位置性错觉，大多数人一生中均经历此症。眩晕可分为真性眩晕和假性眩晕。真性眩晕是由眼、本体觉或前庭系统疾病引起的，有明显的外物或自身旋转感。假性眩晕多由全身系统性疾病引起，如心血管疾病、脑血管疾病、贫血、尿毒症、药物中毒、内分泌疾病及神经官能症等几乎都有轻重不等的头晕症状。

医案 1：陈某，男，40 岁，福建福州人，2017 年 6 月 25 日初诊。

【**主诉**】耳鸣、头痛、眩晕 20 天，劳烦或受凉加重。

【**检查**】面色潮红，头痛且胀，口苦，舌质红，苔黄，脉弦。红细胞沉降率 25mm/h，类风湿因子弱阳性，抗核抗体阳性。

【**辨证**】肝阳上亢。

【**治则**】平肝潜阳，滋养肝肾。

【处方】天麻钩藤饮加减：钩藤 30g、天麻 15g、石决明 15g、栀子 15g、黄芩 15g、杜仲 15g、桑寄生 20g、夜交藤 20g、朱茯神 30g、益母草 20g、牛膝 20g、水蛭粉 2g（冲服）。每日 1 剂，水煎服。

5 剂后，患者头晕、头昏、头痛明显好转。

实验室检查中风湿系列指标应予以重视，同时患者还有大便干燥，在上方基础上加龙胆草 15g、柴胡 15g、大黄 10g、山楂 30g、白花蛇舌草 18g、七叶一枝花 15g。又服中药 10 剂。药后头晕、头痛、头昏症状消失。红细胞沉降率 18mm/h，类风湿因子和抗核抗体正常。

按：方中钩藤，味甘、微苦，性微寒，具有清热平肝，息风止痉的功效；天麻、石决明平肝息风，天麻人工种植的比较多，药量可以加大一点；栀子、黄芩清肝泻火；杜仲、桑寄生补益肝肾；夜交藤、朱茯神养心安神；益母草活血利水；牛膝活血通络，引血下行。

医案 2：张某，女，45 岁，农民，浙江杭州人，2020 年 4 月 8 日初诊。

【主诉】眩晕、头痛，动则加剧，劳累即发 1 年余。

【检查】面色㿠白，唇甲不华，发色不泽。舌质淡，脉细弱，苔薄白。红细胞沉降率 25mm/h，类风湿因子弱阳性，心电图：T 波改变。

【辨证】气血亏虚，血不养心。

【治则】补气养血，健运脾胃。

【处方】归脾汤加减：当归 26g、白术 20g、白茯苓 20g、黄芪 30g、远志 15g、龙眼肉 12g、酸枣仁 15g、人参 10g、木香 15g、炙甘草 10g、水蛭粉 2g（冲服）、何首乌粉 2g（冲服）。7 剂，水煎服，每日 1 剂。

配合针灸治疗。

用药 7 剂后，眩晕症状有明显好转。

后期治疗在上方的基础上加减变化，增减人参，加入天麻、川芎、附子、白芍等，又服中药 15 剂，患者自述已恢复正常。

按：方中当归补血、活血，龙眼肉甘温补血养心；参、芪、术、草，甘温之品补脾益气以生血，使气旺而血生；茯苓、酸枣仁、远志宁心安神；木香辛香而散，理气醒脾，与大量益气健脾药配伍，复中焦运化之功，又能防大量益气补血药滋腻碍胃，使补而不滞，滋而不腻。

医案 3：洪某，女，38 岁，农民，浙江衢州人，2018 年 10 月 15 日初诊。

【**主诉**】眩晕头痛，精神萎靡 1 个月。

【**病史**】患者夜间经常重体力劳动，有的时候晚上 11 点多才休息，后来出现头晕、少寐、多梦、健忘、头晕，当时以为是劳累过度引起的，没有及时治疗。后来发展为五心烦热、眩晕、腰膝酸软、耳鸣。有高血压病史。

【**检查**】面色红，精神萎靡，腰膝酸软；舌质淡，脉弦细数。红细胞沉降率 18mm/h，类风湿因子弱阳性，血压 170/60mmHg，心电图可见 T 波改变。

【**辨证**】肝阳上亢，肾精不足。

【**治则**】平肝息风，补肾滋阴，通血通脉。

【**处方**】熟地黄 30g、山药 15g、枸杞子 15g、山茱萸 15g、川牛膝 20g、鹿角胶 10g、龟板胶 12g、菟丝子 15g、钩藤 30g、天麻 12g、水蛭粉 2g（冲服）、何首乌粉 2g（冲服）。5 剂，水煎服，每日 1 剂。

配用：复方利血平片、维生素 B_1 片。

服 5 剂中药后，症状有所减轻，精神清爽。

后续治疗以上方为基础进行加减，增减山药、龟板胶，加杜仲、补骨脂、金樱子、巴戟天、肉苁蓉等。

按：精髓不足，不能上充于脑，故眩晕，精神萎靡；肾虚则心肾不交，故少寐、多梦、健忘、耳鸣；腰为肾之府，肾虚则腰膝酸软；阴虚则生内热，故五心烦热。方中重用熟地黄滋肾填精，大补真阴，为君药。山茱萸养肝滋肾，涩精敛汗；山药补脾益阴，滋肾固精；枸杞子补肾益精，养肝明目；龟、鹿二胶，为血肉有情之品，峻补精髓；菟丝子、川牛膝益肝肾，强腰膝，健筋骨；天麻息风止痉，平肝潜阳，祛风通络。

医案 4： 陈某，女，49 岁，浙江绍兴人，2019 年 7 月 20 日初诊。

【主诉】 眩晕、头重如蒙，胸闷，恶心呕吐，少食多寐月余。

【检查】 形体偏胖，舌苔白腻，脉濡缓。

【辨证】 痰浊中阻。

【治则】 燥湿祛痰，健脾定眩。

【处方】 白术天麻汤加减：白术 20g、黄芪 30g、白茯苓 20g、天麻 15g、黄柏 12g、干姜 12g、苍术 15g、泽泻 20g、人参 10g、炒神曲 15g、半夏 12g、麦蘖 15g、橘皮 15g、水蛭粉 2g（冲服）、何首乌粉 2g（冲服）。10 剂，水煎服，每日 1 剂。

配用： 维生素 B_1 片。

服药 10 剂后，症状无明显改善，并出现有胸闷、气急、呼吸困难等症，上方减麦蘖、橘皮、炒神曲，加丹参 30g、当归 20g、钩藤 20g、川芎 15g、山楂 20g。又服 10 剂后，症状有好转。

上方又服 20 剂，患者已觉恢复正常。

按：痰浊蒙蔽清阳，则眩晕头重如蒙；痰浊中阻，浊阴不降，气机不利，故胸闷恶心；脾阳不振，则少食多寐。方中半夏燥湿化痰，降逆止呕，天麻平肝息风而止头眩为君，该方中药量比较大一点，为 15g；白术、茯苓健脾渗湿、运脾燥湿为臣；橘红理气化痰，生姜、大枣调和脾胃为佐；甘草调合诸药为使。服药 10 剂效果不好说明还有未考虑到的方向，又加当归、丹参、钩藤、天麻、川芎、山楂才达到治疗目的。

附三

从赤脚医生到全国农村基层优秀中医——行医50年回顾

　　我出生在上溪镇的一个小山村，我的小爷爷和我的外公都是挑着箩筐卖草药的。我在小的时候就把他们说的话记录下来。在收种的时候，有人受伤来找药，小爷爷总是毫不顾忌地把自己的中草药分给人家。我们到上山村外公家拜年，我的外公也做各种各样的善事。他有的时候也挑着中草药到村里面去卖，听说哪种好就购入哪一种，我把这些所听所见都收藏起来。他们卖草药的想法和应用过程，对我来说有很大的影响和启发。妈妈在病重期间，因家里困难没有照顾好她，我就和妈妈说："长大一定要当医生，为人民服务。"

　　14岁那年村里就把我推荐为赤脚医生，在父亲的带领下上了赤脚医生学习班。回来后就当村里面的赤脚医生，治病救人。虽然村子小，只有200人，但应用当地的中草药也不轻松，只能在自家自留地和赤脚医生园地种植中草药，种植中草药品种100多种。每当老百姓生病，需要中草药的时候我就把中药送给他们，用中药试试看。我也经常和老药农上山采药，不怕苦不怕累。后被评为金华市全市唯一的优秀赤脚医生代表。在卫生局局长带领下到金华开表彰大会，当时我才16岁，参加这样的会议心情真是无比激动，这也是我人生中最早的一页。同年我被推荐进入金华卫校的医师班，一共读了2年。

　　中专毕业后分配到溪华卫生院工作，那时我才18岁。医院开设内、外、儿、妇科，后感到行医之难，必须要在短时间内闯出一片新天地。当年医院总收入只有 28 000 元，也感觉到医院的困难，甚至无法生存，连工资都发不出来，使我们这些医生感到压力很大。之后我到县人民医院进修五官科、口腔科，回来以后就在本院开设了口腔科和五官科。当时每天有二三十个患者，但跟其他医院比起来还是比较少的，也不能保住我们溪华医院这块应有的牌子。

刚开始治中风的患者包括我奶奶、婶婶还有我的爸爸，到我手里经过一个星期治疗都痊愈了，这中药这么灵，也是我探究不放松的结果。后来治疗类风湿关节炎、风湿性关节炎、强直性脊柱炎、风湿寒性关节痛等关节病，把风湿病的起因和病证都看得比较清楚，也记得比较扎实。来看病的人是很多的，一天就有 18 人，患者来时也只是抱着试试看的心理，经我的精心治疗都康复了，也就这样传开了，相信我贝新法有看风湿的医技，药很便宜，服务态度良好，这也就成了我贝新法的特征。不瞒大家说，除了天天看病，我还在空余时间上山找中草药，衣服也都这样刮破。

在溪华卫生院工作时，我是比较贫穷、比较艰苦的，要一点抗生素都困难，也很难找。有的时候我要看病也只能用中草药。看病天天都是起早贪黑，也顾不上休息。记得有位患者到我院就诊，到下午 3 点多才排到，腰椎疼痛，步行困难，屈伸不利，已经有 1 年多无法转身，生活十分困难，我看过后诊断为强直性脊柱炎，但也不是十分清楚。我就给他用了中药，以清热解毒的方法为主，即我们民间的青藤根等四味药，服药后疼痛减轻，但始终达不到治疗目的。经过一个多月治疗后患者能够走路。1984 年义乌市人大代表开会，他又来了，经义乌市人民医院拍片诊断为肺结核，要求他交住院费 1 000 元。这时候他又跟我说："贝新法，真是没有办法，我已经躺了 13 个月了，活动又不灵活，家里十分困难，哪里行呢？"我说："你相信我，我一定会给你看好，一定帮助你。"就这样回院后用中药，后来我给他开刀，切开后看见淡黄色的液体约 50ml，我就坚持每天给他换药。经过 1 个月的治疗，患者终于康复了。

用中医、中草药、新医正骨疗法等治疗关节疼痛、腰肌劳损，治疗过程中有很多风湿病患者来院治疗，经治疗后收到了比较好的效果。采用西医的诊断及中医痹病诊断标准，以中医辨证论治为主题，采集当地新鲜中草药用于风湿病患者。有些疗效好的就把该处方收集，把不好的去掉。经过近 10 年的努力，来院诊治患者很多，多的时候一天要挂 151 个号，从早上开始到下午，甚至晚上九点多才下班，得到了广大患者的信任。1988 年医院职工有 18 名，年收入在 90 多万元，成为有名的风湿病医院，义乌市人民政府下文把溪华卫生院更名为"溪华风湿病医院"。1989 年参加了王兆铭、白人饶在天津举办的风湿病讲习班，每次专家会议都叫我做专题发言。后来在张凤山、吴启富的指导下学到了不少东西。

1990 年我们总结了前 10 年的治疗经验，得出"新法风湿 5 号"处方。我也一直在思考，我能鉴定吗？我认认真真地到病房里面把患者的记录全部铺开，把 100 例类风湿关节炎患者的 X 线照片、类风湿因子结果，还有患者治疗前、治疗后的照片记录下来，省科技厅和金华市科技局就组织 11 名专家在金华进行鉴定。专家一致认为：该方剂在治疗类风湿关节炎领域为"国内先进水平，疗效可靠，毒副作用小，与其他同类药相比毒性较小"。为了证实科技成果，1 年后金华市科技局和金华市医科所专门组织 11 名专家，随机抽查 100 例，从义乌、诸暨、萧山用两天的时间查找 20 例患者，其中 14 例类风湿患者痊愈，有的在农田，有的在做饭，所有的资料都记录下来，该方案获得了金华市、义乌市科技进步奖二等奖。

1992 年 11 月我被调入上溪镇卫生院任院长，该院也随之更名为"义乌上溪风湿病医院"。在 1993 年成立了"义乌市新法风湿病研究所"，从此我就认为自己既然治风湿病就要矢志不渝，努力创新，刻苦学习，努力钻研，成为有用的人才，得到了同行的认可和大家的公认。我被评为"市突出贡献人才一等奖"和"市拔尖人才"。后又总结出"风湿处方 1～6 号"等方剂。同时在关节局部采取中草药外敷，用新法风湿贴及一些新鲜的中草药外敷。并汲取西医学的精华,对关节腔有积液的进行抽取并冲洗关节腔。本院有制剂"新法通络胶囊""新法首乌胶囊""新法温补酒""新法风湿贴",协同治疗风湿病取得了明显的疗效。知名度越来越大,全国有 20 多个省市的患者来求医,至今我们病历记载已经有 65 万左右。在中西医结合风湿类疾病专业委员会里有一定的知名度,每次开学术会议,我都有一个小专题去演讲。

1994 年我离开了上溪镇卫生院,在上溪镇云溪路 38 号开设了中医诊所。从那个时候开始,我就感觉到自己必须要更努力地创新提高。回家后我决心要把风湿病书写好,这也是我贝新法的意志和决心。后来我就在病房里待了 3 个多月,白天都是门诊,晚上才有时间写书。第一本《风湿四病的中西医治疗》在 1994 年完成,经过风湿类专业委员会专家看了以后,都认为不错。王兆铭在大会上也讲了我写的专著是重要科技成果。而后我也就不停地写,用了 4 年时间写出了风湿病专著 4 本,计 100 多万字。这些书的出版使我的学术提升了一个档次,也上升了一个层次。1996 年开始创办"金华市新法风湿病研究所",1998 年成立"义乌市新法中医诊所",后创办了"义乌新法风湿病医院"。

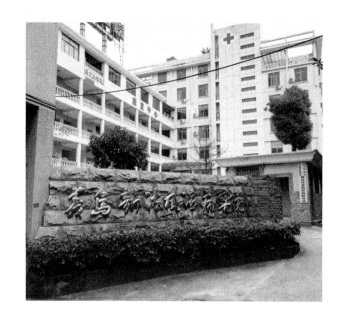

　　1998 年我的这些书出版以后邀请了省科技厅的专家来抽查《风湿四病的中西医治疗》《有毒中草药的鉴别与中毒救治》，专家也都认为这些书在国内同类书中领先。在省科技厅的帮助下组织了鉴定，都认为这些书处于国内先进水平，在同类书中还没有见过。这两本书在科技局评审的时候获得一致认可，被评为省科技进步奖、省卫生厅科技进步奖三等奖。

　　2000 年我又在原来 1 ~ 6 号方剂的基础上进一步提升、浓缩、论证，提出新法风湿病的 3 个处方。以上三方是常见治疗风湿病的基础方，在临床实践中根据个体差异，及病症的变化、脉象和舌苔的表现随症加减。经过近 30 年的应用，无明显毒性及副作用，且疗效显著。这三个基本方的形成有利于风湿病的诊断和治疗，临床观察，总结提高，深化科研，方便群众。现把各类方作为说明，如何实施，辨证论治。

　　2002 年应爱尔兰卫生部的邀请，我到爱尔兰咨询门诊 1 个月。2002 年成为中国中西医结合风湿类疾病专业委员会委员、常委。2003 年由浙江省中医药管理局推荐到香港中医院开设门诊。2005 年 12 月经过了层层选拔考察，我被国家中医药管理局评定为"全国农村基层优秀名中医"，这对我来说是一个非常光荣的称号，全国才评了 310 名，感谢党和政府的鼓励，我信心百倍，对中医工作充满了热情。2006 年应美国卫生部的邀请到美国参加中医风湿病会议，2006 年 9 月在义乌市召开了第六届中西医结合风湿病会议。在这过程中始终努力学习、总结经验、认真提高，要做一个真真实实的风湿病医生。2010 年晋升为主任医师、研究员，和吴老师一起到英国、法国等地交流学习。2014 年又到北京人民大会堂参加科学家论坛。作为一名主任中医师，要不断努力，不断创新，随着社会的发展不断改革中医。本书如有不足之处，请大家批评指正，我的电话是 13705792667，希望能与更多的朋友交流。

贝新法

2022 年 6 月